【大人のための図鑑】
Picture book for adult

ビジュアル版

脳と心のしくみ

MECHANISM OF BRAIN AND MIND
【最新科学が解き明かす！】

池谷裕二 ◉ 監修
Yuji Ikegaya

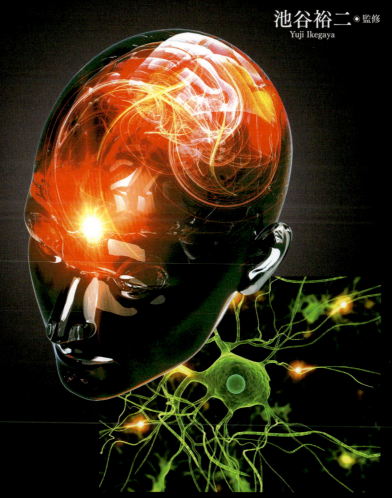

新星出版社

contents

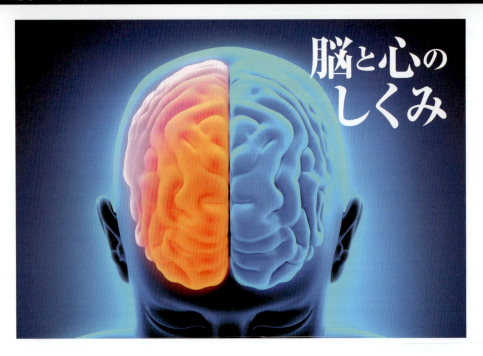

脳と心の
しくみ

はじめに ……………………………………………… 7

プロローグ 1 ここまで見えてきた脳 ……………… 8

連続した断面で脳のすべてを見る
　MRI（磁気共鳴画像法）1 ………………………… 10
断面から脳の構造を明らかに
　MRI（磁気共鳴画像法）2 ………………………… 12
神経細胞のつながりを鮮やかに映し出す
　拡散テンソル画像法 ……………………………… 14
脳内の血液の流れを可視化する
　MRA（磁気共鳴血管造影法） …………………… 16
生きた脳の活動を視覚化する先端技術
　fMRI（機能的磁気共鳴画像法） ………………… 18
脳の活動がリアルタイムで見て取れる
　PET（陽電子放射断層撮影法） ………………… 20
神経細胞をつぶさに観察する
　蛍光顕微鏡1 ……………………………………… 22
神経細胞を染めて観察する
　蛍光顕微鏡2 ……………………………………… 24

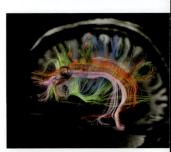

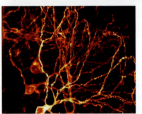

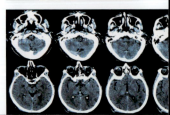

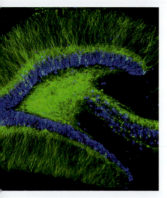

美しい海馬に魅了される
　　蛍光顕微鏡3 ……………………………… **26**
脳で一番美しいといわれる細胞に出合う
　　共焦点レーザー顕微鏡 …………………… **30**
命あるものの活動を見る
　　2光子励起レーザー顕微鏡 ……………… **32**
シナプスの活動までが見える
　　STED顕微鏡 ……………………………… **34**
可能性を秘めた3Dの神経回路地図
　　コネクトーム ……………………………… **36**

プロローグ 2　脳研究から見た自我や意識の正体とは？ …… **37**
　COLUMN　自分の位置は脳の細胞でわかる ………………… **44**

第1章　脳の機能を知る …………………… **45**
　進化―人間の脳に辿り着くまで ……………… **46**
　脳の全体像1 …………………………………… **48**
　脳の全体像2 …………………………………… **50**
　脳は全身の司令塔 ……………………………… **52**
　大脳―人間らしさを担う脳 …………………… **54**
　大脳―右脳と左脳 ……………………………… **56**
　大脳―最高中枢である前頭葉 ………………… **58**
　大脳辺縁系と大脳基底核 ……………………… **60**
　小脳―運動と学習を司る ……………………… **62**
　脳幹―生命活動の中枢 ………………………… **64**
　つながる神経細胞（ニューロン） ……………… **66**
　シナプスで化学信号を伝達 …………………… **68**
　神経伝達物質の種類 …………………………… **70**
　グリア細胞の役割 ……………………………… **72**
　脳と感覚―視覚 ………………………………… **74**
　脳と感覚―聴覚 ………………………………… **76**
　脳と感覚―嗅覚 ………………………………… **78**
　脳と感覚―味覚 ………………………………… **80**
　脳と感覚―体性感覚 …………………………… **82**
　脳と運動―筋肉をコントロール ……………… **84**
　脳と言語―言葉を操る ………………………… **86**
　脳と記憶―記憶の種類としくみ ……………… **88**
　COLUMN　神経細胞を伝わる情報の正体 …………………… **90**

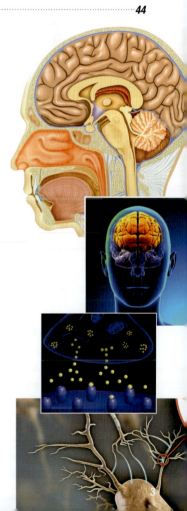

contents

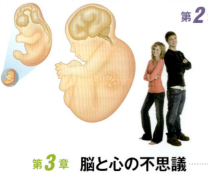

第2章 心の一生 … 91
- 脳の発達 … 92
- 脳の形成 … 94
- 幼児期　成熟への再編成 … 96
- 思春期以降　若い脳 … 98
- 高齢期　老化のメカニズム … 100
- COLUMN バイリンガルと脳の関係とは … 102

第3章 脳と心の不思議 … 103
- 効果的な記憶術が知りたい! … 104
- やる気スイッチを押すには? … 106
- 脳は一生成長する? … 108
- 臨死体験の正体とは? … 110
- 「好き」「嫌い」に理由がある? … 112
- 「つられちゃった」のワケ … 114
- 夢を見るのはなぜ? … 116
- 脳はウソをつく!? … 118
- 「体で覚える」学習のしくみ … 120
- ボーッとしている時の脳は? … 122
- 見たものが正しくない!? … 124
- 脳は男女で違うのか? … 126
- ギャンブルはやめられない? … 128
- 危険ドラッグはなぜ危険? … 130
- 動物に言語はある? … 132
- 脳を外から操作できる? … 134
- 脳は10%しか使われていない? … 136
- 長老の知恵は存在する? … 138
- 利き脳があるってホント? … 140
- 疲れは脳で感じる … 142
- サヴァンは天才? … 144
- COLUMN 無いはずの腕や脚を感じる!? … 146

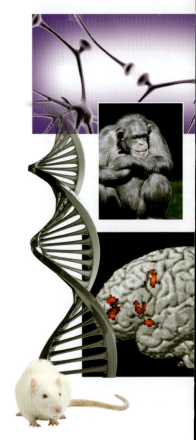

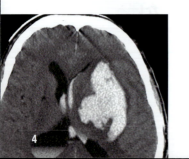

第4章 脳と心の病気 … 147
- 脳腫瘍 … 148
- 脳血管障害(脳卒中) … 150
- 認知症 … 152
- てんかん … 154

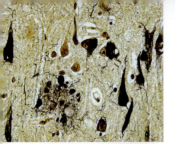

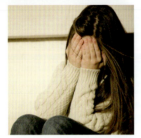

パーキンソン病	156
統合失調症	158
うつ病	160
パニック障害	162
睡眠障害	164
摂食障害	166
PTSD（心的外傷後ストレス障害）	168
自閉症スペクトラム障害	170
ADHD（注意欠陥多動性障害）	172
学習障害（LD）	174
髄膜炎	176
感染症	178
依存症	180
COLUMN 親から何を受け継ぐ？ 遺伝の謎	182

第5章 未来の脳と心 …… 183

心を読むマインドリーディング	184
脳研究の最新技術で夢をのぞく	186
ブレイン・マシン・インタフェース	188
脳を治すニューロリハビリ	190
若い血が老化を止める？	192
再生医療で甦る脳	194
脳をネットワークでつなぐ	196
ロボットと人工知能	198
脳型コンピュータの時代へ	200
ディープラーニングと人工知能	202
COLUMN 進化する脳研究を追いかける倫理	204

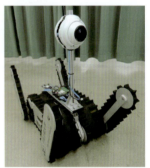

エピローグ1 脳と心を探る歴史 …… 205
脳と心を探る研究の歩み …… 206

エピローグ2 脳のポテンシャルを開拓し次世代につなげる 池谷脳創発プロジェクト …… 212

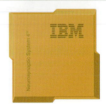

さくいん	216
参考文献	222

写真・イラストクレジット

【p12】シーメンスヘルスケア株式会社
【p14-15】Vav Wedeen, LL Wald/National Geographic Creative
【p18-19】国立循環器病研究センター研究所 画像診断医学部
【p20-21】国立研究開発法人　放射線医学総合研究所
【p22-23】池谷裕二
【p24-25】池谷裕二
【p26-27】池谷裕二
【p28-29】池谷裕二
【p30-31】名古屋市立大学大学院薬学研究科　田中正彦
【p32】池谷裕二
【p32-33】生理学研究所
【p34-35】Valentin Nägerl
【p36】Berger, Kasthuri, Lichtman, 2015, Harvard University
【p73】生理学研究所　和氣弘明、鍋倉淳一
【p90】国立大学法人　名古屋大学　細胞生理学研究センター
【p95】(公財)ルイ・パストゥール　医学研究センター　藤田晢也
【p100-101】(公財)循環器病研究振興財団
【p105】東京大学大学院医学系研究科　河西春郎
【p123】名古屋大学　脳とこころの研究センター
【p129】©Greir/Shutterstock.com
【p130】厚生労働省　関東信越厚生局麻薬取締部
【p131】国立研究開発法人　国立精神・神経医療研究センター　依存性薬物研究室　舩田正彦
【p134】国立研究開発法人　理化学研究所
【p137】国立循環器病研究センター研究所 画像診断医学部
【p148】大阪医科大学　脳神経外科
【p150】左下：埼玉医科大学国際医療センター　右下：聖マリアンナ医科大学東横病院脳卒中センター
【p152】(公財)循環器病研究振興財団
【p153】同志社大学　生命医科学部　宮坂知宏
【p154】『やさしいてんかんの本』(著者：山内俊雄、編集協力：日本てんかん協会、保健同人社)より転載
【p156】自治医大ステーション・ブレインクリニック　藤本健一、自治医科大学神経内科学　村松慎一
出典：「パーキンソン jp.」(ノバルティスファーマ提供)
【p166】特定非営利活動法人　標準医療情報センター
【p169】右下：A Sekiguchi, Y Kotozaki, M Sugiura, R Nouchi, H Takeuchi et al., Resilience after 3/11: structural brain changes 1 year after the Japanese earthquake,
Molecular Psychiatry, Nature Publishing Group, Apr 29, 2014
【p171】福井大学子どものこころの発達研究センター
【p175】国立研究開発法人　国立精神・神経医療研究センター
【p177】国立感染症研究所ホームページより
【p178】庄司紘史
【p179】理科ねっとわーく「高分子化合物デジタル素材集(生命・薬品の化学編)」より～画像提供：長嶋和郎
【p186】© ATR 脳情報研究所
【p190】産業技術総合研究所・理化学研究所
【p191】森之宮病院
【p197】オットーボック・ジャパン株式会社
【p198】左上：シャープ株式会社、右：ソフトバンク株式会社、左下：千葉工業大学　未来ロボット技術研究センター
【p199】OIST 内部英治
【p200】右上：：International Business Machines Corporation
【p206】ヒポクラテス：Neveshkin Nikolay / Shutterstock.com
【p207】ガレノス：Kiev.Victor / Shutterstock.com
【p208】ダーウィン：catwalker / Shutterstock.com
【p209】カハール：Oleg Golovnev / Shutterstock.com
【p210】モニス：Neftali / Shutterstock.com
【p211】ペンフィールド：rook76 / Shutterstock.com

他は Shutterstock.com、flickr など。

● 編集　　　阪井薫、藤盛裕司、立野公彦、大西夏奈子
● 編集担当　熊田徹也(新星出版社)
● 執筆　　　荒舩良孝、金谷俊秀、
　　　　　　寺西憲二、阪井薫、大西夏奈子
● 本文デザイン　田島幸樹
● イラスト　　　野林賢太郎、北垣絵美

はじめに

　脳を知りたいという思いには、大きく3つのベクトルがあります。
　1）理工学的探究心（脳の構造や動作原理を知りたい）
　2）心理学的探究心（心がどう機能しているかを知りたい）
　3）医薬学的探究心（病気を治したい）

　1）は知的好奇心を満たしたいというピュアな欲求です。この延長として脳をまねた知的ロボットを作りたいという人もいるかもしれません。2）は「自分」という不思議な存在の成立を理解したい、できれば、より良く生きるためのヒントを得たいという思いです。他人や動物の「心」を垣間見たい人もいるかもしれません。3）は自分や身近な人を救いたい、世界中の人々の健康に貢献したいという建設的な願望がベースとなっています。あるいは危機に瀕した野生動物を救済したいと願う人もいるかもしれません。

　この図鑑では、そうした「脳を知りたい」という幅広いニーズにこたえるために、2つの工夫をしました。1つ目は、脳研究の分野をできるだけ万遍なくカバーしつつ、最先端の知見を積極的に盛り込むことです。過去1、2年間で得られた人工知能やコネクトームなどの成果も含まれています。これほど高い鮮度を保ちながら多様な話題を扱った図鑑は前例がないはずです。2つ目は、イラストを多用することです。図鑑の利点を生かして、カラー図をふんだんに活用しながら、できるだけ平易な言葉で説明を試みました。研究の第一歩は「観察する」ことから始まります。この意味でも、読者の皆様にまずは脳を「見て」いただきたいと思ったのです。美しい映像は、それだけでワクワクします。

　そもそも科学とは、ものごとの動作原理を、ヒトの脳に理解できる言語に翻訳する営みです。まず現象を観察することから始めて、そこで見えてきた現象の裏に潜むルールや法則を、ヒト独自の思考方法を通じて推定して、ようやく（人類にとって）「発見」と呼ばれます。その発見を促すのが「脳」という装置です。脳研究者たちはその脳を相手に科学をしています。脳が世界をどう捉えどう解釈するのか、いや、そもそも「解釈する」という行為を脳回路がどのように実行するのか——そんな謎に迫るのが脳研究の醍醐味です。

　脳は、顕微鏡で覗けば、化学反応を連鎖するだけの単なる分子機械です。そんな「脳」が、なぜ科学という（かなり珍妙な）学問体系を構築できるのでしょうか。さらに、脳そのものを科学の対象にしている「私」。その私の脳が「脳」に対して解釈して得た発見とは一体何なのでしょうか。そんなメビウスの輪の反対側にやってきたような快感が、ページをめくるごとに募ってくる図鑑になっていれば幸いです。

池谷裕二

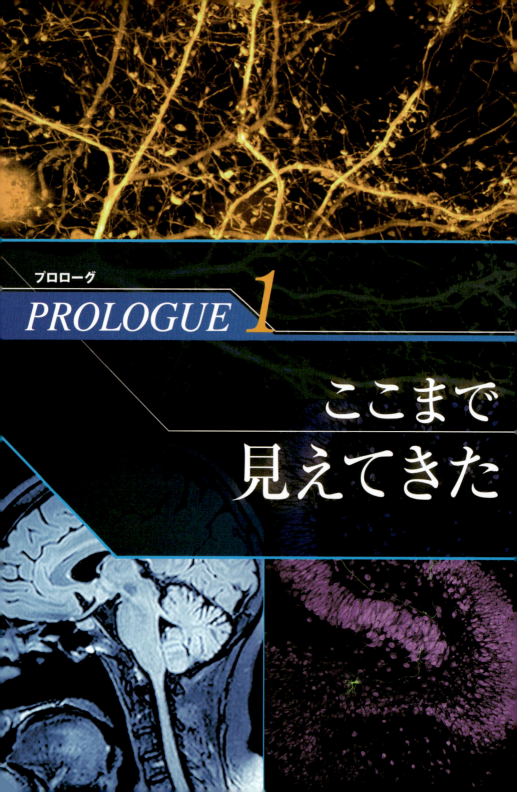

プロローグ
PROLOGUE 1

ここまで見えてきた

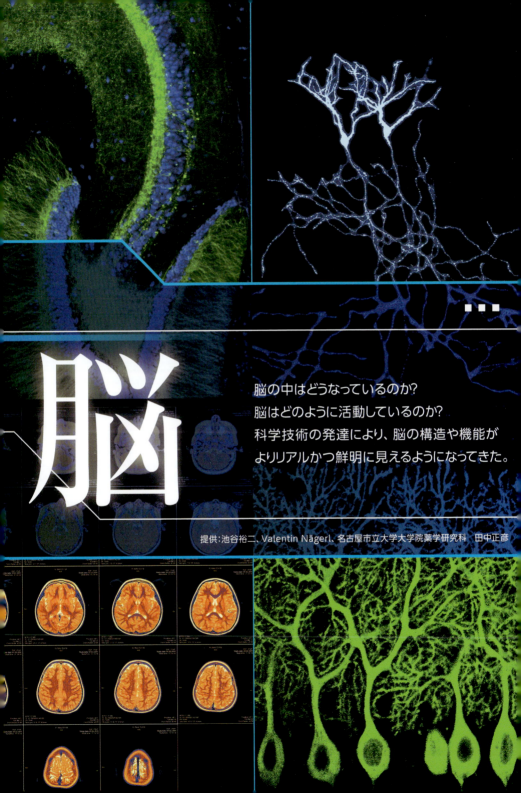

脳

脳の中はどうなっているのか?
脳はどのように活動しているのか?
科学技術の発達により、脳の構造や機能が
よりリアルかつ鮮明に見えるようになってきた。

提供:池谷裕二、Valentin Nägerl、名古屋市立大学大学院薬学研究科 田中正彦

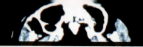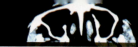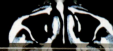

連続した断面で脳のすべてを見る
MRI（磁気共鳴画像法）1

私たちは脳の機能についてさまざまなことを知るようになった。その脳研究の発展を支えているのが画像診断法だ。脳の機能の研究をするには、動物実験だけでなく、ヒトの脳でも実験をする必要がある。だが、実験でヒトの脳を傷つけることはできない。だからこそ、脳を傷つけることなく、その内部を観察することができる画像診断装置、MRI（磁気共鳴画像法）の登場は脳研究に福音をもたらしたといえる。

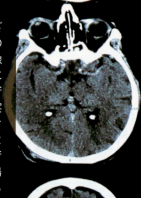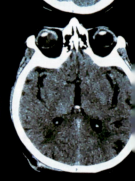
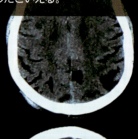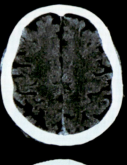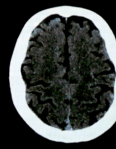
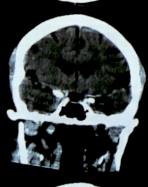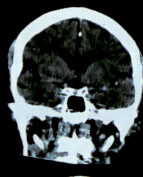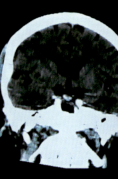

断層画像法であるMRIでは、脳のさまざまな断面を画像化。連続したスライス画像から情報を読み取っていく。

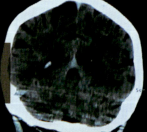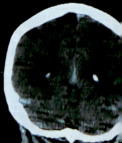

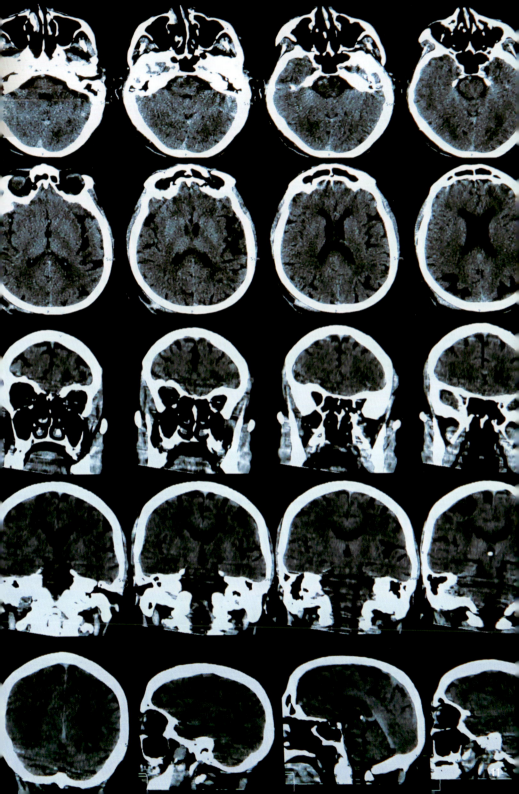

断面から脳の構造を明らかに
MRI（磁気共鳴画像法）2

　脳の内部を見ることのできる画像診断法はいくつかあるが、その中でもよく普及しているのがMRI（磁気共鳴画像法）、X線CT（X線コンピュータ断層撮影法）、PET（陽電子放射断層撮影法）だ。MRIで撮影した画像はX線CTによる画像に一見すると似ているが、X線CTが基本的にレントゲンと同じ原理であるのに対し、MRIは強い磁場を使って脳の画像を描き出す。検査条件を変えることにより、症状に合わせた撮影法を用いて、的確な画像を得ることができる。

MRIとは…

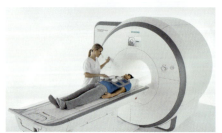

MRI装置　　　　　　　提供：シーメンスヘルスケア株式会社

　MRI装置は強い磁場によって、装置の中で電磁波をつくり出し、その電磁波は脳を構成するたくさんの分子に作用する。すると、それぞれの分子から弱い電磁波が発せられる。分子の形や大きさなどによって発せられる電磁波の種類が異なるため、それを読み解いて脳内の画像をつくり出す。奥のほうに位置する脳幹部分でも診断できる。
　「MRIに関する発見」に対し、2003年、ノーベル医学生理学賞が贈られている。

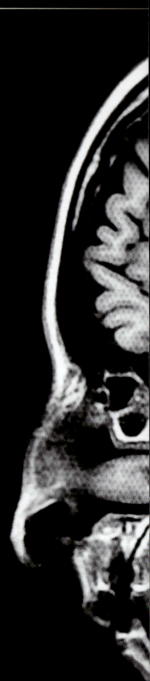

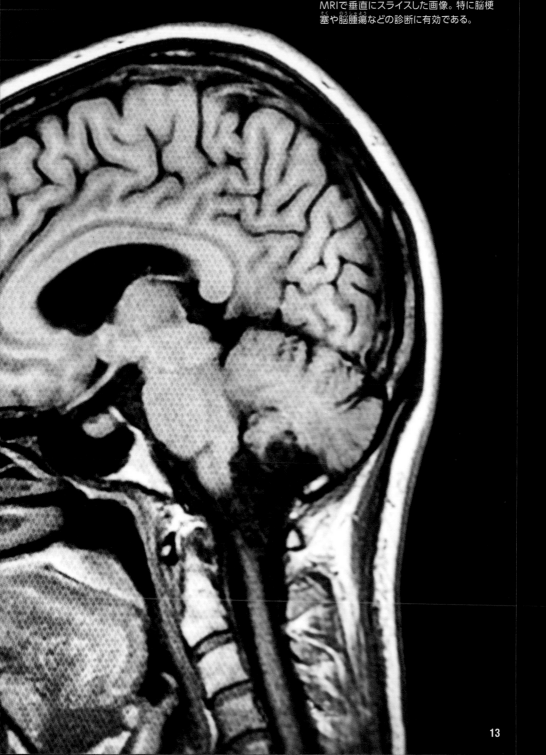

MRIで垂直にスライスした画像。特に脳梗塞や脳腫瘍などの診断に有効である。

神経細胞のつながりを鮮やかに映し出す
拡散テンソル画像法

　脳はいくつもの神経細胞がつながり合い、ネットワークをつくっていると考えられてきた。その神経細胞のネットワークを、視覚的に確認できるようにしたものがMRI（磁気共鳴画像法）を用いた拡散テンソル画像法だ。この方法が開発されたことによって、脳の神経線維は乱雑に入り乱れているのではなく、同じ方向に整然と束ねられたような構造になっていることがわかってきた。

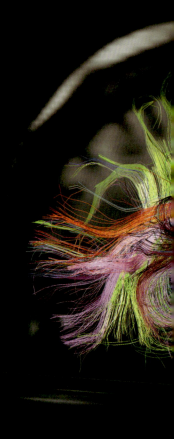

拡散テンソル画像法により、脳の回路を色分けした画像。オレンジとピンクの回路は、言語機能にかかわる信号を伝達する。

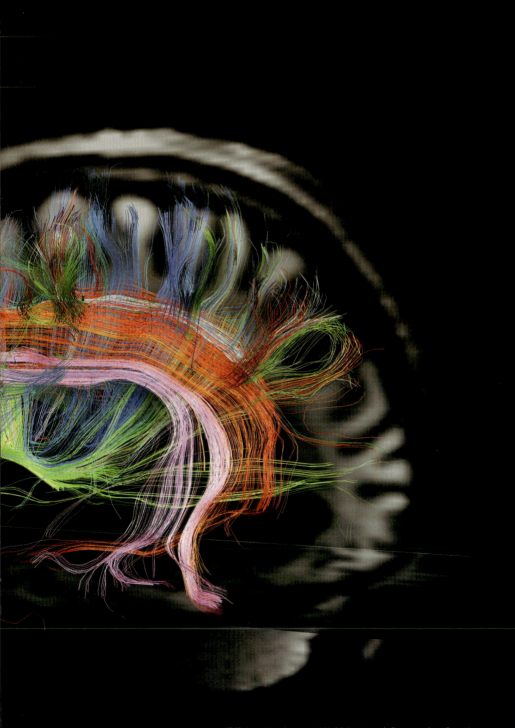

提供:Vav Wedeen, LL Wald/National Geographic Creative

脳内の血液の流れを可視化する

MRA（磁気共鳴血管造影法）

　MRI（磁気共鳴画像法）では脳の組織全体の画像を見るだけでなく、脳内に張り巡らされた血管だけを抜き出して立体的に描き出すこともできる。その機能を使っているのが、MRA（磁気共鳴血管造影法）で、これもMRIの一種だ。脳には4つの動脈を通じて栄養や酸素が送られる。脳底部でそれぞれの動脈がつながり、輪のようになっているウイリス動脈輪もMRAによって観察することができる。

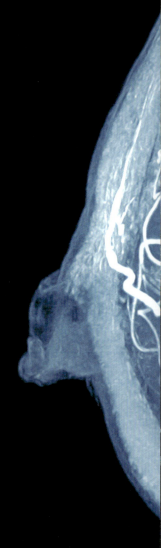

いろいろな角度から撮影可能

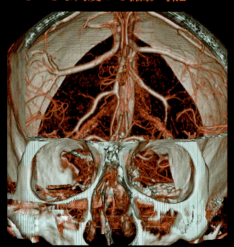

頭部を正面から見たMRA画像。MRAは脳動脈瘤の発見、脳梗塞の場所の特定などに用いられる。

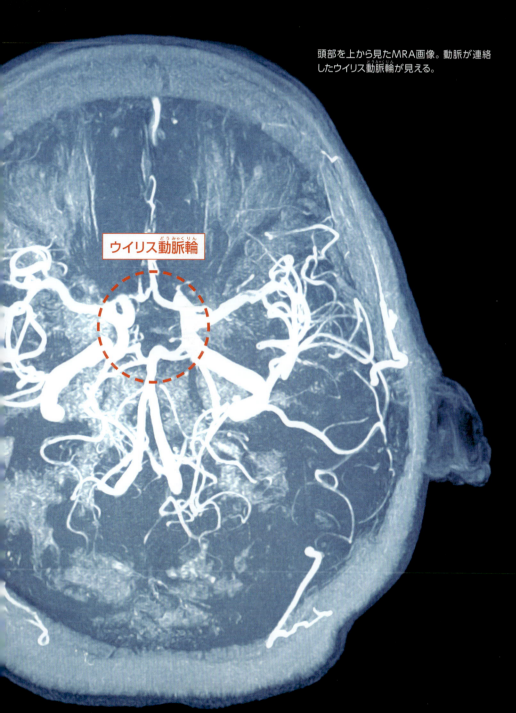

頭部を上から見たMRA画像。動脈が連絡したウイリス動脈輪が見える。

生きた脳の活動を視覚化する先端技術

fMRI（機能的磁気共鳴画像法）

MRIもX線CTも基本的に、脳の構造を見るための方法だ。だが、1990年にMRIに一大革命が起こった。脳が活動する様子をリアルタイムで測定できるfMRI（機能的磁気共鳴画像法）の原理が発見されたのだ。fMRIで測定すると、ある課題を行った時に活発に働く脳の領域が画像表示される。この測定法は瞬く間に世界中の研究者の間に広がり、脳の機能を解明するための原動力となった。

プロのピアニスト

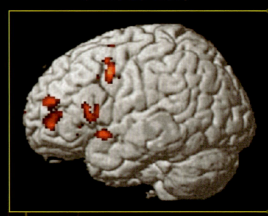

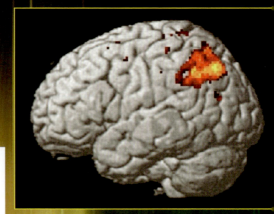

fMRIとは…

　MRIでは脳を構成する分子についての情報を得るが、fMRIの場合は、血液中のヘモグロビンの磁気的な変化を観察する。
　ヘモグロビンは赤血球の中で酸素と結合するが、酸素と結合している時としていない時で磁気的な性質が変わる。脳の中で活発に活動している場所ではたくさんの酸素が必要になるため、ヘモグロビンは酸素を切り離し、神経細胞に渡す。そのため、ヘモグロビンの磁気的な性質が変化する場所は、活動が活発になっていることがわかるのだ。

非音楽家

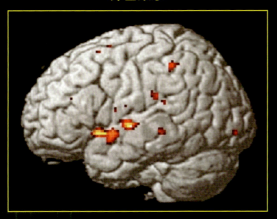

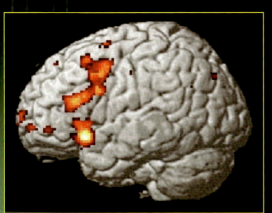

音楽を聴いた時のプロのピアニスト（左）と非音楽家（右）の脳を撮影したfMRI画像。黄色〜赤色の場所が活発に働いている。
プロと非プロでは、異なる場所が機能していることもわかる（上段がリズムに変化をつけた課題、下段がピッチ＜音の高低＞に変化をつけた課題で活発になった場所）。

提供：国立循環器病研究センター研究所　画像診断医学部

脳の活動がリアルタイムで見て取れる
PET（陽電子放射断層撮影法）

　PET（陽電子放射断層撮影法）は、脳内の放射能を測定することで活動状況を視覚化する。X線CTやMRIと異なり、体内に放射性物質を注入する必要がある侵襲的な方法ではあるが、がんの診断に有効で、アルツハイマー型認知症など、脳の特定部位の活動量が低下する疾患を初期段階で発見できる利点を持つ。

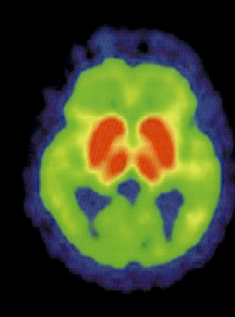

PETとは…

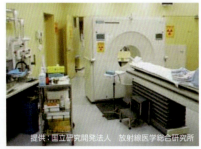

提供：国立研究開発法人　放射線医学総合研究所
PET装置

　PETでは、放射線を出す薬剤を注射で体内に入れ、薬剤が発する放射線を測定し、コンピュータで画像化する。
　脳内の部位ごとの活動状況を検査したい場合、例えば、ブドウ糖に似た物質に放射性物質を結合した薬剤（^{18}F-FDG）を体内に注入する。脳はブドウ糖を栄養源にして活動するため、活動が活発な部分ほど多くの薬剤が取り込まれる。すると、薬剤が取り込まれた部位から放射線が放出される。それをPET装置で検出して画像にする。PETとX線CTの撮影を同時にできる検査法も開発されている。

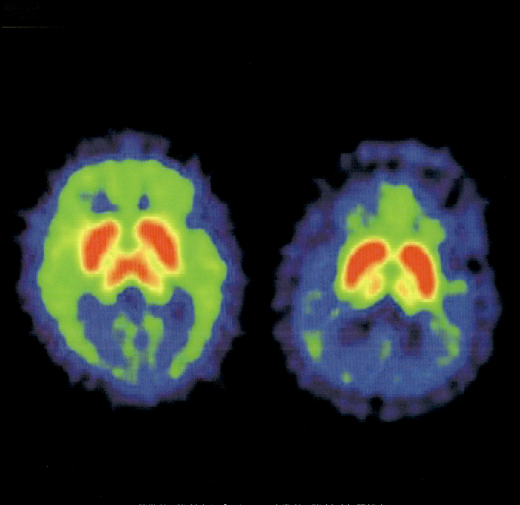

健常者の脳(左)とパーキンソン病患者の脳(中央)、認知症を伴うパーキンソン病患者の脳(右)で、コリンエステラーゼ活性を検査したPET画像。活動していない部分は、青黒く映る。

提供:国立研究開発法人　放射線医学総合研究所

神経細胞をつぶさに観察する

蛍光顕微鏡 1

提供：池谷裕二

　科学は、観察や実験の積み重ねによって発展してきた。脳がどのような構造で、そこで何が起きているのかを知るには、脳を細かく見る必要がある。しかし、脳の活動を支える神経細胞の直径は20μmほどで、肉眼で見分けられるのは100μm程度だ。そこで通常は光学顕微鏡で観察する。

GFP（緑色蛍光タンパク質）が神経細胞にまばらに発現している。マウスの海馬体（歯状回）の画像。神経線維が絡み合って、回路を作っている様子が観察できる。

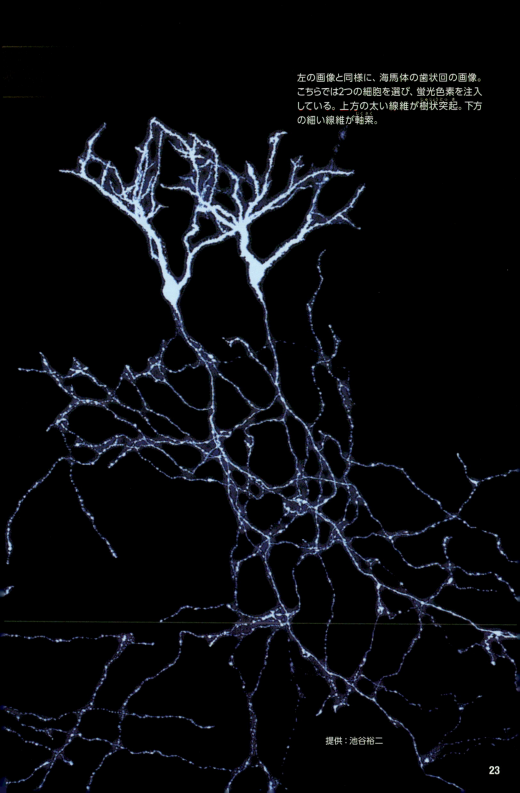

左の画像と同様に、海馬体の歯状回の画像。こちらでは2つの細胞を選び、蛍光色素を注入している。上方の太い線維が樹状突起。下方の細い線維が軸索。

提供：池谷裕二

神経細胞を染めて観察する
蛍光顕微鏡 2

　生きた細胞が観察できる光学顕微鏡は、脳研究において欠かすことができない道具だ。

　蛍光顕微鏡は光学顕微鏡の一種で、観察する試料に紫外線などの光を照射し、試料が発する蛍光を観察する。特定の細胞などを、選択的に検出・可視化することができる。

生きたままのネズミの脳に電極を刺し、活動を記録した神経細胞。後に同じ脳をスライスして観察することで、蛍光によって、生きていた時にどの細胞を記録していたかがわかる。

蛍光顕微鏡とは…

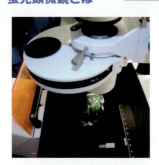

　蛍光顕微鏡は、励起光を照射することで試料が発する蛍光を観察する顕微鏡。試料自体が蛍光を発する場合に用いられるのはもちろん、試料に蛍光色素で染色を施したり、蛍光タンパク質を遺伝子導入で組み込んだりすることで、特定の部位や細胞を発光させて観察する。接眼レンズの後ろに、励起光から目を守るためのフィルターを備える。

提供：池谷裕二

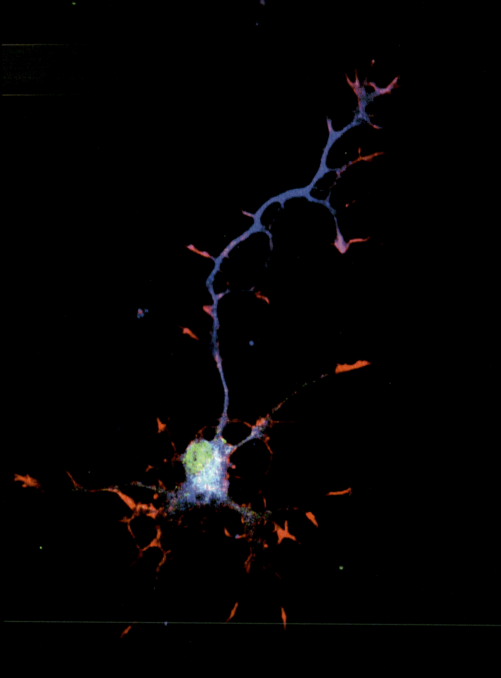

培養した海馬体の顆粒細胞で、緑は核、青は細胞体と神経線維、赤は成長中の神経線維。赤に染まった神経線維の先端が、手のように探りながら伸びていく。培養して2日程で画像のような状態になる。

提供：池谷裕二

美しい海馬に魅了される
蛍光顕微鏡 3

蛍光顕微鏡で観察するために、蛍光染色、化学的蛍光染色、抗体蛍光染色など、特殊な染色法が用いられる。緑色蛍光タンパク質（GFP）に代表される蛍光タンパク質を遺伝子に組み込んで観察することもできる。

記憶や学習機能にかかわる海馬は、蛍光顕微鏡を通して美しいニューロンの世界を映し出す（p26〜29）。

緑はグリア細胞の1種、アストロサイト。赤に染まっているのは細胞の核である。

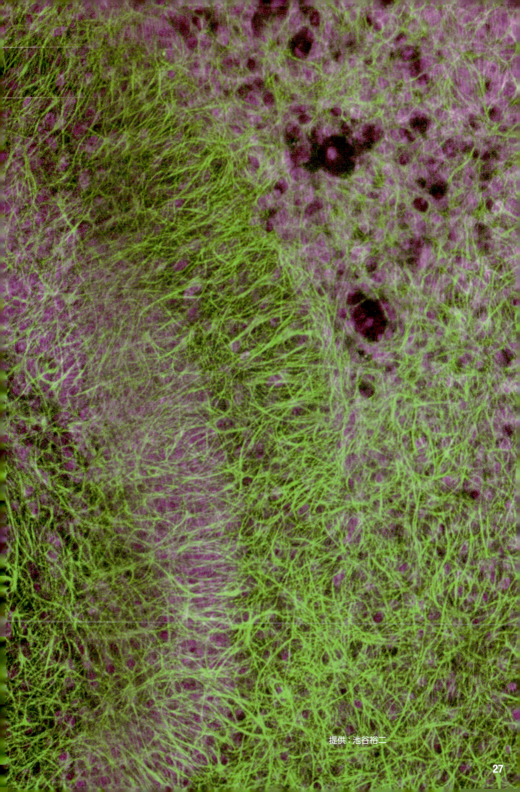

提供：池谷裕二

美しい海馬に魅了される

蛍光顕微鏡 3

細胞を染める

塩基性アニリン色素であるクレシルヴィオレットを用いるニッスル染色法で染めた海馬体。

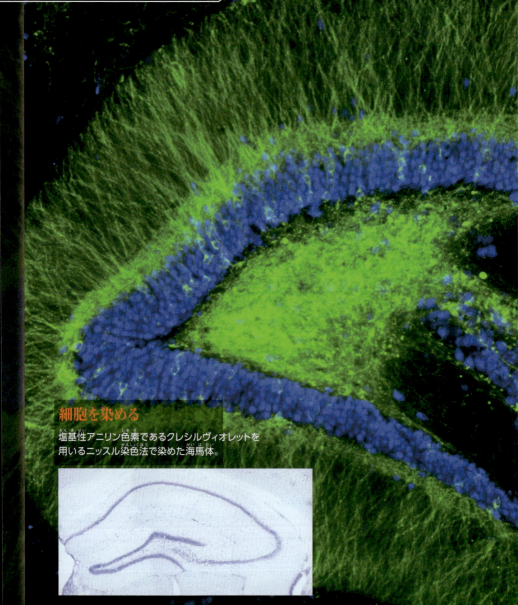

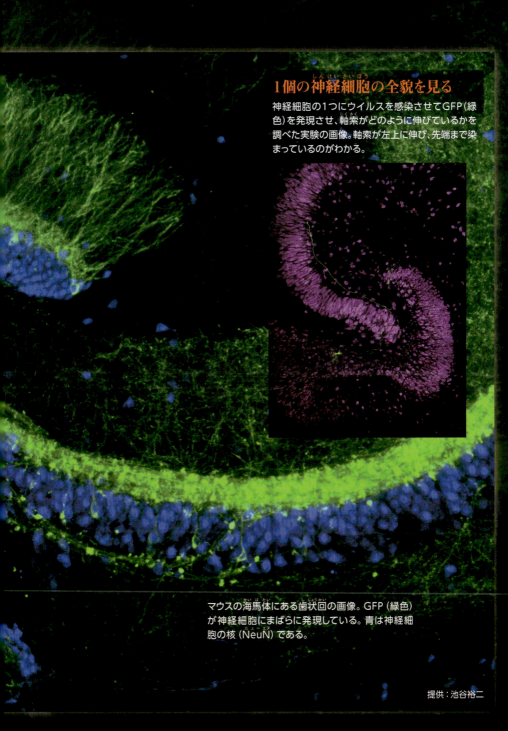

1個の神経細胞の全貌を見る

神経細胞の1つにウイルスを感染させてGFP(緑色)を発現させ、軸索がどのように伸びているかを調べた実験の画像。軸索が左上に伸び、先端まで染まっているのがわかる。

マウスの海馬体にある歯状回の画像。GFP(緑色)が神経細胞にまばらに発現している。青は神経細胞の核(NeuN)である。

提供：池谷裕二

脳で一番美しいといわれる細胞に出合う

共焦点(きょうしょうてん)レーザー顕微鏡

細胞や組織には厚みがある。そのため、通常の光学顕微鏡(こうがくけんびきょう)では焦点の上下の情報も入り込んでしまい、画像がぼやけてしまう。そこで開発されたのが共焦点レーザー顕微鏡だ。レーザー光を対物レンズで1点に集めて試料に照射し、焦点面の蛍光のみをピンホールを通して観察することで、鮮明な画像を得ることができる。

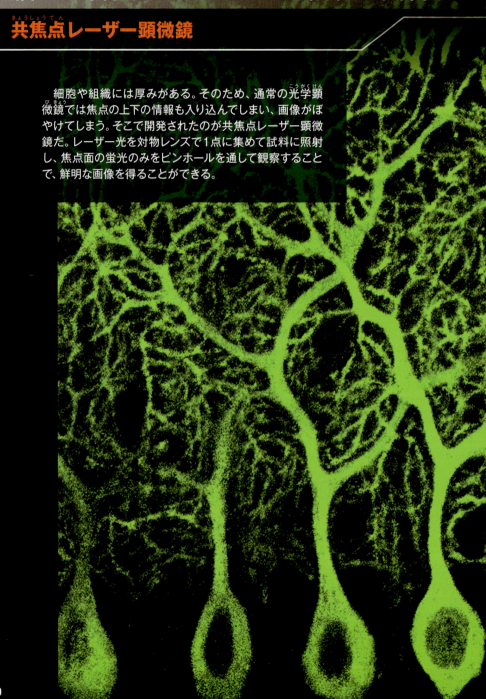

小脳において、学習や記憶の機能を担うプルキンエ細胞は、
脳で最も美しい細胞としても知られる。

提供：名古屋市立大学大学院薬学研究科　田中正彦

命あるものの活動を見る

2光子励起レーザー顕微鏡

蛍光顕微鏡では、厚い試料の奥深くを見ることが難しい。その弱点を解消したのが、組織深部に透過する赤外線レーザーを使う2光子励起レーザー顕微鏡だ。この顕微鏡は1つの蛍光分子に2つの光子を同時に吸収させ、その時に発せられる蛍光を観察する。2つの光子を同時に吸収することは自然界ではめったに起こらない現象だ。それを起こすために、1回の振幅を1000兆分の1秒レベルにまで圧縮した、強力なフェムト秒レーザーを使っている。

海馬の神経細胞の活動

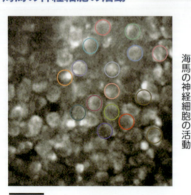

20μm

海馬の神経細胞の活動

2光子励起レーザー顕微鏡を使うと、生きたままのマウスから1つ1つの神経細胞の活動の様子も観察できる（神経細胞に付けた印の色と、活動グラフの色が対応している）。

提供：池谷裕二

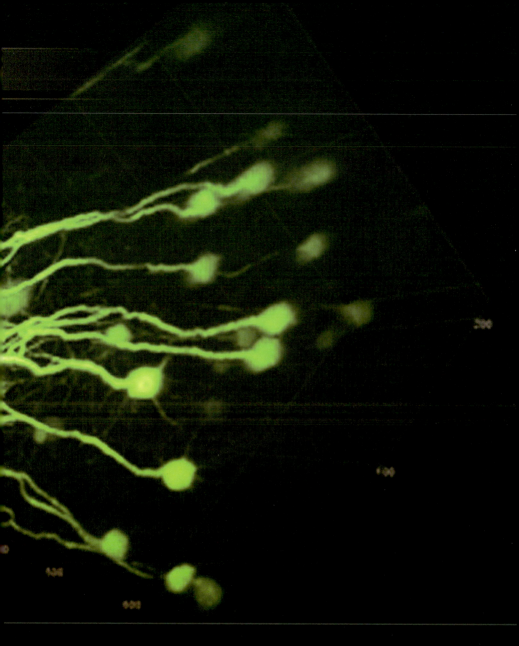

2光子励起レーザー顕微鏡で、生きた脳の内側から神経ネットワークをのぞく。

提供：生理学研究所

シナプスの活動までが見える

STED顕微鏡

光を使って対象物を見る光学顕微鏡は、光の波長よりも小さなものを見ることができない。可視光の場合、その限界の距離は200nm（1nmは10億分の1m）だった。しかし、STED顕微鏡の登場によってその壁が打ち破られ、超高解像度で観察ができるようになった。このSTED顕微鏡をはじめとする超高解像度技術は、2014年にノーベル化学賞に選ばれた。

STED顕微鏡で見た神経細胞

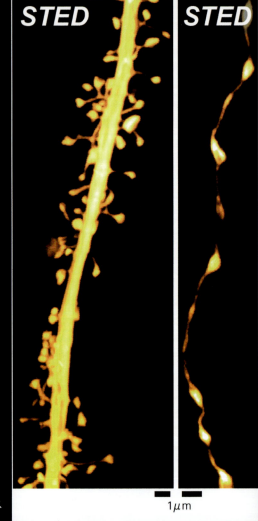

1μm

神経線維の1本1本が見え、シナプスの形態の細部まで観察できる。

提供：Valentin Nägerl

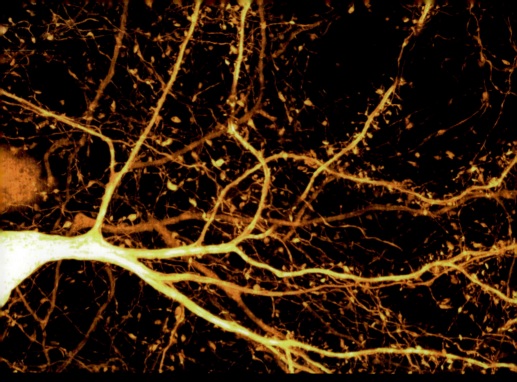

提供：Valentin Nägerl

STED顕微鏡とは…

STED顕微鏡は蛍光顕微鏡の仲間である。蛍光顕微鏡では、蛍光性を持つ対象物に励起光を当てる、もしくは、蛍光性を持たない場合は対象物に蛍光物質を結合させて励起光を当て、蛍光を発生させることで観察する。

STED顕微鏡の場合は、励起光の周りにドーナツ型をしたSTED光を当てる。STED光は蛍光物質が光るのを抑える働きをするので、観察したい場所の蛍光だけを捉え、より細かい構造を見ることができる。

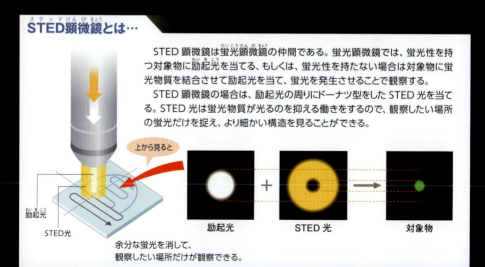

余分な蛍光を消して、観察したい場所だけが観察できる。

可能性を秘めた3Dの神経回路地図

コネクトーム

機器の発達により、脳の中の神経細胞の姿や活動の様子が次々に可視化され、その機能もわかってきた。現在、研究者の新たな関心事となっているのがコネクトームである。コネクトームとは生物内の細胞のつながりを網羅的に表現した回路地図をいう。

ヒトの脳全体では約1000億個の神経細胞があり、それらをつなげる接点（シナプス）は1000兆ほどあると考えられている。それらのつながりがすべてわかれば、脳の機能や働きが明らかになる。そこで、神経細胞の3D地図を作る取り組みが始まっている。

撮影した画像を重ねて立体に

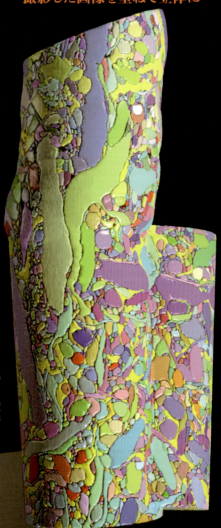

マウスの脳から作製した神経細胞の3D地図。ナノメートルの分解能で、自動で連続した切片を集める装置（ATUM）で得た画像から、脳の新皮質を再構成した。

提供：Berger, Kasthuri, Lichtman, 2015, Harvard University

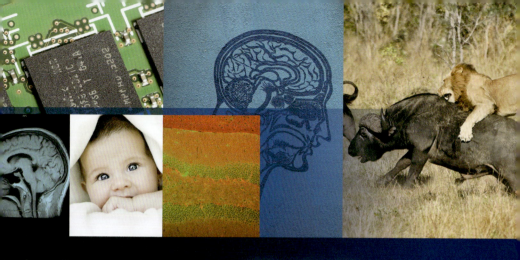

PROLOGUE 2 脳研究から見た自我や意識の正体とは？

プロローグ

東京大学 薬学部
池谷 裕二 教授 インタビュー

脳研究の発達によって、
脳のはたらきや機能が細かくわかってきた。
脳の研究が進むにつれて期待が高まるのが、
人間の精神的な活動のしくみの解明だ。
私たちの自我や意識とは何なのか？
本書の監修者である池谷裕二教授に伺った。

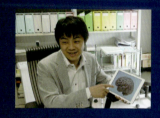

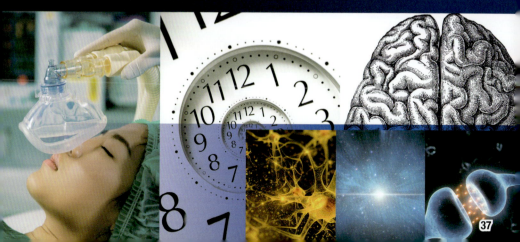

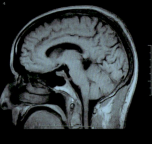
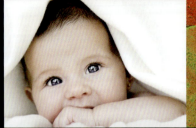
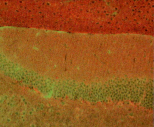

ヒトと動物を分ける自我

　脳の研究は、ある意味で自己矛盾を孕(はら)んでいます。私たちは、脳を解明したいと思い、脳の研究をしています。しかし、脳が簡単に解明できるほど単純なものだったら、私たちはこのような複雑な思考をすることはできないはずなのです。ですから、「解明したい」という思いとは裏腹に、「脳がそんなに単純なものであってほしくない」という願いも、どこかで持ち続けています。

　ヒトがほかの動物と大きく違うところは、自我、つまり自分が心を持つと自分で感じていることです。一方、ほかの動物は、意識を自分の周りの世界に向けています。目の前に現れた動物が自分の敵なのか、それともエサとなるものなのかなどを判断し、自分の行動を決めるためです。しかし、ヒトは意識のベクトルの先を、自分の外側だけでなく、内側にも向けています。そのため、ヒトは「私とは何か？」と考えるようになりました。

　古代からヒトは自分について深く考えるようにできています。特に現代人にとっては、「自分は何者か？」が大きな問題になっています。でも、そんな奇妙なことを考えているのはヒトだけです。どうして奇妙かというと、生命に必須な要素ではないからです。ほかの動物は「自分とは何者か？」と考えたりはしませんが、いきいきと暮らしています。自我は、この意味で、無駄なものといえるでしょう。

　ところが、人間は自我を無駄なものとは思っていません。それどころか、ことあるごとに「自分探し」をやりたくなります。これは、自我を大切なものと考えていることの表れです。では、自我は本当に価値のあるものでしょうか？

　脳研究をベースに考えてみると、もしかしたら、自我は単なる幻影かもしれないのです。

生物は「原因を探る」本能を持つ

　先ほど私は、ヒト以外の動物は意識が自分の外側に向いているといいました。動物は生き残るために、自分の周りの世界で何が起きているのかを知り、それに対処していかなければなりません。これに伴って発達した心理が「原因を解明したい」という探究心です。

　たとえば、動物がいいにおいを嗅いだ時、「へえ、だから何？」と無視をしたら損をするかもしれません。もしかしたら、そのにおいのする場所に栄養満点のエサがあるかもしれないのです。動物はいいにおいの原因を探ることで、エサを見つけ、生き延びる確率を高めることができます。

　また、左足に痛みを感じたら、なぜ痛みを感じるのか、その原因を探らなければなりません。原因を探ることで、けがに対処したり、あるいは、次回はこの道は避けようなどと、学習できるのです。動物が生存の可能性を高めるには、目の前で何かの現象が起きた時に、その因果関係を知りたいと思う気持ちを備える必要があります。

　こうした進化の名残として、私たちには、どんなことでも、その理由や原因を知りたくなる本能が備わっています。これは、生物としての普遍的な特徴です。自我とは、その「知りたい」という探索対象がたまたま自分自身に向かった場合に立ち現れます。

　私たちの成長過程を振り返ってみるとよくわかります。生まれたばかりの赤ちゃんは、「私って、何だろう？」と考える前に、お母さんやお父さんなど、周りの人たちの存在に気がつきます。生命にとっては他人の存在に気づくほうが本質的ですし、なにより現実的です。

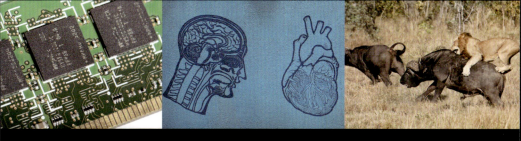

それにもかかわらず、大人になると、自分の存在が最初にあって、その私がいま世界を眺めていると思ってしまいます。この「自分が先だ」という錯覚、そこが大きな勘違いだと、私は思います。

実態がよくわからない自我

それでは、なぜヒトは興味の対象を自分自身にも向けるようになったのでしょうか？正確にはわかっていません。脳の構造において、ヒトとほかの動物との違いは、ヒトの大脳皮質が大きいことです。おそらく大脳皮質が発達したおかげで、ヒトは自分というものを考えるようになったのは間違いないでしょう。私は、特に空間探索がカギを握っていると感じています。動物たちも、自分を外から眺める場面が、空間探索なのです。エサを求めて周辺を歩き回ると、次第にその空間の地図が脳内にできます。専門用語ではこれを「認知地図」と呼びます。地図とは、いわば俯瞰図です。「世界の中で自分がいまどこにいるのか」を把握する能力です。いってみれば、自分の体の外側に「視点」を置いて、自分を眺めています。これが上手にできる生物ほど、エサにありつける確率が高いのです。同時に、これは自分にベクトルの先を向ける最初の一歩になります。これを進化的に推し進めたものが、「自分への探求心」なのではないでしょうか。しかし、それはまだ推測の段階で、現在の技術では証明できません。

脳研究が進歩して、脳の機能はある程度わかってきました。しかし、自我の機能を担当する場所はまだよくわかっていません。たとえば、自分の顔と他人の顔を区別している領域や、記憶に深くかかわっている領域などはわかってきていますが、だからといって、それらの場所が自我をつくっているとはいえません。強いていうなら、自我は脳のさまざまな部分が連携してできるものです。つまり、自我は脳の広範囲に分散しており、その実態がまだよくつかめていないのです。

一方、私たちは自我を強固な存在だと思い込んでいますが、実は、とても脆弱なものであるという事実にも気づく必要があります。たとえば、寝ている間は、特に夢を見ていない時は、自我は消えています。また、麻酔にかかっている時も、私たちから意識が消失しています。そんなちょっとしたことで、なくなってしまう危うい存在。それが自我です。これを逆手にとって、麻酔薬の作用する場所を見つければ、私たちの自我や意識をつくり出す場所を発見できるのではないかと、真剣に考えている研究者もいます。

よくわかっていない麻酔薬の作用

麻酔薬は脳のどこに作用して意識をなくしているのかが、まだよくわかっていません。動物実験や臨床実験などを繰り返し、安全性に問題がないから使っているだけで、詳しいしくみは不明です。「なぜ効くかはわからないけれど、いつもどおりこれを使っておこうか」という、よく考えたらとんでもないことが、病院では日常的に行われているわけです。

私たちは研究の中で、たくさんの種類の薬剤を使います。薬剤は化学物質なので、化学構造式を見れば、薬剤の機能ごとに特徴的な化学構造を発見することができます。たとえば、花粉症などのアレルギーを緩和する薬剤として抗ヒスタミン剤があります。抗ヒスタミン剤にはいくつかの種類がありますが、化学構造式はどれもよく似ています。薬品の名前を見なくても、化学構造式を見れば抗ヒスタミ

科学で自我や意識を解き明かそうとすること自体、大きな勘違いかもしれません

ン剤だとわかるものも少なくありません。

一方、麻酔薬もさまざまなものが使われていますが、化学構造式に共通の構造がありません。このことからも麻酔薬の特殊性がわかります。

麻酔をかけても活動する神経細胞

麻酔薬といえば、数年前に、麻酔薬が作用しているのは神経細胞ではなく、グリア細胞のアストロサイトではないかと主張する研究者が現れました。多くの人が、麻酔薬が作用するのは神経細胞だと思い込んでいるかもしれませんが、実は麻酔薬を注入しても神経細胞は活動しています。この事実は私たち自身も実験で確認しています。麻酔薬で神経活動は止まらないのです。

有名な話では、1981年にノーベル医学・生理学賞を受賞したデイヴィッド・ヒューベルとトルステン・ウィーセルの実験があります。2人がネコの脳の中で、視覚情報がどのように処理されているのかを解明した画期的な研究なのですが、実は当時の実験では、ネコには麻酔がかけられていました。麻酔で意識がない状態にもかかわらず、実験では脳の中で視覚情報がどのように処理されているのか、そのしくみを解き明かすことができるのです。

では、その麻酔下のネコは「見えている」のでしょうか。少なくとも視覚野の神経細胞は、麻酔がかかっていても反応は停止しません。ところが驚くことに、グリア細胞の反応は麻酔をかけると止まってしまいます。麻酔薬に敏感なのは、神経細胞ではなく、グリア細胞なのです。こうしたことを根拠に、グリア細胞に意識があると考えている研究者もいるのです。

語り得ない自我と意識

自我や意識は、物質ではなく、精神的な活動であることが問題を難しくしています。つまり物理的実体ではないわけです。たとえば、スピードとは何かを調べるために、クルマを分解する人はいるでしょうか？　どんなにクルマを分解してみても、スピードについてはまったくわかりません。なぜなら、スピードとはクルマが走っている「状態」だからです。ですから、物質であるクルマを分解してもスピードという概念は出てきません。自我や意識もこれと同じようなもので、物質である脳をどんなに細かく刻んで観察しても、一向にわかるものではないのです。

自我や意識は、哲学的に厳密な立場でいえば、語り得ない対象です。そのような問題を研究し、明らかにしていこうとする人は少なくないですし、一般の方にも「自分に興味がある」という人は多いと思います。しかし、見方を変えれば、その姿勢自体が、おこがましいことなのかもしれません。ましてや科学によって自我や意識を解き明かすことは、お門違いな探求をしている可能性が高いわけです。ただ、そのような勘違いを、ついつい大真面目にしてしまう人間のクセを、私はおもしろいと感じています。なぜか脳は、実体のない自我について知りたくなるようにプログラムされているわけですから。むしろ私の興味は、この

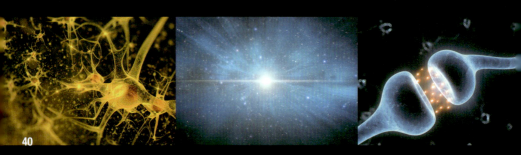

研究が進む記憶のしくみ

さて、自我や意識と大きなかかわりのあるものの1つに記憶があります。ヒトは記憶を通じて、自分という存在を知ることができます。もし、脳に記憶の機能がなかったら、自我は生まれないでしょう。MRIなど非侵襲性の計測機器が発達し、記憶をする時や思い出す時に、脳のどの領域が活動しているのかがわかってきました。ネズミやサルを使った実験では、さらに神経細胞の単位でわかるようになってきています。

だからといって、記憶のしくみがわかったわけではありません。記憶は神経細胞の単位ではなく、複数の神経細胞をつなぐシナプスの単位で行われているからです。1つの神経細胞には約1万個のシナプスがあるので、神経細胞の単位で解明できたとしても、まだまだ解像度が粗すぎるのです。

1つのまとまりで記憶するコンピュータ

それでは、1つ1つのシナプスが観察できるようになったら、記憶のしくみがわかるのでしょうか。みなさんは、ヒトの脳が情報をどのように記憶していると思いますか？

私たちが日々使っている身近な道具の中で、記憶能力が最も高いものはコンピュータのメモリでしょう。コンピュータは、小さな素子の中にたくさんの情報を覚えることができます。コンピュータの記録装置は、電子回路の入れ物をたくさん用意して情報を記録します。写真や書類といった情報は、コンピュータの中で「ある・なし」というデジタル暗号に変換され、記録されているのです。その情報はどんなに量が多くなっても、基本的にハードディスクなどの、特定の箇所にまとめて保存されています。

脳はシナプスの関係性で覚える

多くの人は、脳もコンピュータと同じように、ひとまとまりの情報として、ある場所にさまざまなものを記憶しているイメージを持っているでしょう。しかし、脳の記憶のしかたは、コンピュータとはまったく違います。脳では、たくさんのシナプスに分散されて記憶する「分散コード」という方式が使われています。

コンピュータは、1つ1つの電子回路の入れ物に意味があり、1つ1つの情報を読み上げ、まとめることで、どのような意味かを読み取ります。これに対して脳は、1つ1つのシナプスだけを見ていても意味が読み取れません。いくつものシナプスが同時に活動し、全体的な活動の関係性を読み解くことで意味が出てくるのです。

脳は時間を重要視する

記憶は、自我や意識だけでなく、時間とも深く関係しています。私は現在、文部科学省が進めている新学術領域研究「こころの時間学」の主要メンバーの1人として参画しています。ヒトは自分たちの周りにある世界を、空間的な広がりの中だけでなく、現在・過去・未来といった時間的な広がりの中でもとらえています。「こころの時間学」は、こうした時間認識がどのように生まれてくるのかを神経科学、言語学、哲学、比較認知科学などのアプローチによって明らかにしていく試みです。

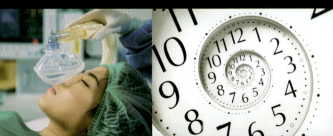
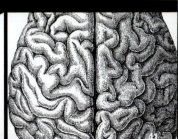

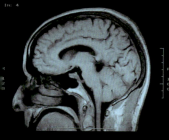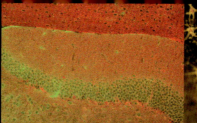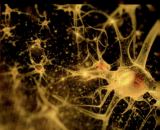

人間にはたくさんの自己が同居し常に複数の事柄を並行して処理しています

　時間は、物理時間と心理時間の2種類に大別されます。物理時間とは、この宇宙に流れているとされる時間のこと。心理時間とは、生物が1つ1つの個体の中で感じる時間の流れです。心の時間はあっという間に過ぎたり、ゆっくり過ぎたりと、物理時間と必ずしも一致しません。現在確認されている限りでは、おそらくヒトは生物の中でも、特に心理時間に敏感な生き物でしょう。たとえば言語は、過去・現在・未来を厳密に区別する時制を持っています。これは、ヒトの意識が時間、特に過去・現在・未来の区別を重要なものと感じてきた証拠です。

時間はヒトがつくり出した？

　ヒトの時間の認識は、記憶によって発展してきたと考えられています。私たちは時間の経過を、さまざまなものの変化によって見出しています。もし世界がまったく変化しなかったら時間を感じることはできないでしょう。変化に気づくとは、違いを見つけ出す作業です。前の状態を「記憶」していないと、ものが変化したかどうかを判断できません。つまり、記憶がないと、時間の経過を感じることができないのです。そして、ヒトは記憶を通じて時間の概念をつくり出し、心理時間を感じるようになりました。

　心理時間は個体によって感じ方がまちまちです。それに対処するために、社会的に共通の基準となる物理時間を定めたのです。つまり、心理時間は物理時間に先行するといえます。その後、物理学などの発展によって、人間が誕生する前の世界が変化する様子もわかってきました。たとえば、宇宙は約138億年前に誕生し、初期の頃にはビッグバンが起きたと考えられています。ただし、これらの事柄はヒトの脳によって明らかにされ、ヒトの脳にとってのみ意味をなすものです。

　哲学者のバートランド・ラッセルは「世界5分前仮説」を提唱しました。彼が主張したのは「この世界が5分前に始まったかもしれないという仮定を覆すことができますか？」というものです。これは奇妙な仮定のように聞こえますが、私たちはこの仮定を確実に覆す手段を持っていません。なぜなら、自我もこの世界のあり様も、すべて、個人の「記憶」に全面的に依存しているからです。

答えようのない問題に引かれる脳

　この本を読んでいるみなさんは、世界5分前仮説を聞いて、「私は5分以上前の過去の記憶を持っている」と思うかもしれません。しかし、その記憶は5分前に移植されたものかもしれません。その記憶が、どれほど鮮明な現実味を伴っていたとしても、「そう実感されるように慎重に植え付けた」と説明されれば反論のしようもありません。

　私たちの記憶は脳に刻み込まれています。しかし、この世界を認識するのも、また脳です。記憶を操作されれば、5分前につくられた世界に何十年も住み続けていると思い込んでしまうことは思考実験として矛盾はありません。こうした単純な思考実験で、私たちが確固たるものとして信じている世界は、いともたや

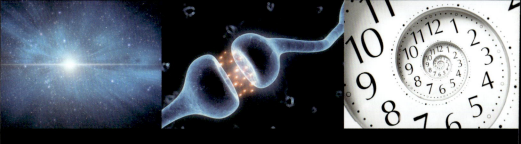

すぐ揺らいでしまうくらい「私」は不確実なものだし、逆に、時間や自我がいかに記憶に依存していることを象徴しているともいえます。

ともあれ物理時間は人間のつくり出した道具で、社会的な合意によって成立しています。では、その合意はどこからくるのでしょうか？

突きつめていけば、その合意を生み出しているのは脳になるわけです。

時間を定義し合っているからこそ、ヒトは「宇宙はどうやって始まったのか？」「自分が死んだらどうなるのか？」といった答えが出ない問題にさえ心を引かれるようになります。こうした疑問には、「時系列を処理できる」「原因を追求する」という脳の特徴が根底にあります。

自我や意識は飾りなのか

自我や意識は、脳の活動のごく一部です。私たちは、自分が意識をして体を動かしていると思いがちですが、そんなことはありません。無意識のうちにたくさんの活動をしています。たとえば、喫茶店で友だちと話をしている時でも、しゃべりながらお茶を飲んでいますし、次に何を話そうかと考えています。さらにいえば、私たちの生命を維持している呼吸、心拍、体温の維持などもすべて無意識のうちにコントロールされています。

意識によって、自分のすべてを制御しているという考えは、完全に勘違いです。人間にはたくさんの自己が同居し、常に複数の事柄を並行して処理しています。しかも、ほとんどの事柄は意識にはのぼらずに、無意識のうちに処理されています。さまざまなことを同時にやっている「多重人格的な私」が自我を持つためには、「自分は1人しかいない」と意識上で勘違いすることが重要なのかもしれません。

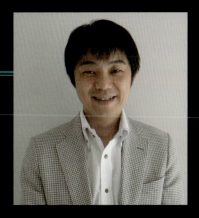

東京大学 大学院薬学系研究科 薬品作用学教室 教授　薬学博士

池谷 裕二

Profile ▶▶▶　いけがや ゆうじ

1970年生まれ。1998年、東京大学・大学院薬学系研究科にて薬学博士号取得。2002〜2005年、米・コロンビア大学・生物科学講座・客員研究員。2014年より現職。
研究テーマは「脳の可塑性の探求」で、脳がいつ・どこで・どのように脳自身を変化させるのかを調べている。
研究活動に軸足を置きながら、脳研究のおもしろさを広く伝える一般書も上梓。主な著書に『進化しすぎた脳　中高生と語る「大脳生理学」の最前線』『海馬　脳は疲れない』（ともに朝日出版社）などがある。

coLUmn

自分の位置は脳の細胞でわかる

私たちがどこかへ行く時、いま自分がいる場所を知る必要がある。最近はスマートフォンの位置情報サービスなどにより、自分がいる場所を正確に把握しやすくなったが、脳では自分の位置情報をどのように得ているのだろうか。

■ 場所細胞と格子細胞の発見

2014年のノーベル生理学・医学賞は、英国ロンドン大学ユニバーシティーカレッジのオキーフ博士と、ノルウェー科学技術大学のモーザー博士夫妻に授与された。研究テーマは「位置情報を司る脳の神経細胞の発見」である。

オキーフ博士は、ラットが小さな部屋を歩き回っている時、ある特定の場所に来た時だけ活動する細胞を海馬の中に発見。この細胞は場所細胞と名づけられた。オキーフ博士の研究は、動物が空間を把握するしくみを解き明かすきっかけとなった。

この研究をさらに前進させたのがモーザー博士夫妻だ。海馬のとなりにある嗅内皮質という部位に注目し、ラットの嗅内皮質に電極を刺して部屋を歩き回らせたところ、複数の場所で細胞が活動することがわかった。さらに、活動する場所を線でつなぐと規則正しい六角形になることが判明し、モーザー夫妻はこの細胞を格子細胞と名づけた。

場所細胞と格子細胞はネットワークで結ばれており、格子細胞がつくった六角形を基準に、場所細胞が位置を認識する。これにより、ラットはいま自分がいる位置を正確に把握していたのである。

そして近年、人間の脳にも場所細胞と格子細胞があることがわかり、私たちもラットと同じメカニズムで空間における自分の位置を把握しているのではないかと考えられている。

■ 場所細胞が活動する場所

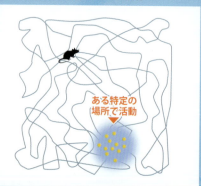

ある特定の場所で活動

■ 格子細胞が活動する場所

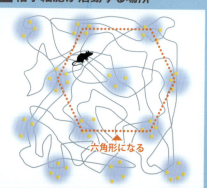

六角形になる

第1章
脳の機能を知る

脳はいくつかの部位に分かれ、
人間として活動していくための
さまざまな役割を担っている。
まずは脳の基本的な構造と機能を
知ることから始めよう。

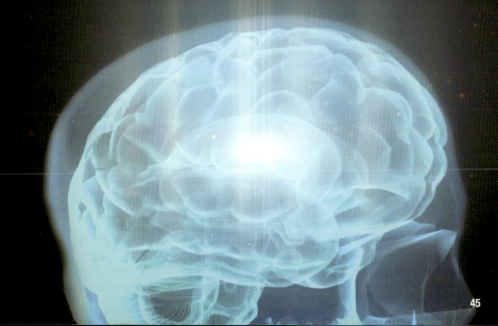

1章 脳の機能を知る
進化―人間の脳に辿り着くまで

■ 動物の脳の進化

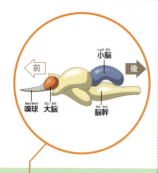

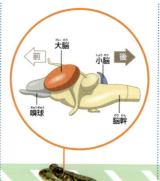

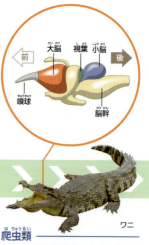

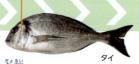

魚類（タイ）
大脳の割合が小さく、脳幹と小脳が比較的大きいので、ほぼ本能と反射だけで生きている。比較的大きな小脳を持ち、圧力のかかる水中での運動を機能的に行うことができる。

両生類（カエル）
大脳の割合も小さいが、小脳の割合は魚類よりもさらに小さく、本能や反射を司る脳幹が大きな部分を占めている。嗅覚に関係する嗅球が大きいのが特徴だ。

爬虫類（ワニ）
大脳と脳幹が脳全体の大きな部分を占めており、小脳は小さい。中脳の後ろにある視葉が小さくて嗅球が大きいので、ものを見ることよりにおいを嗅ぐほうが得意だ。

■ 基本構造に機能を追加して進化

　脊椎動物の進化において、原型をたどると原始的な魚類にさかのぼる。そこからヒトに至るまで、脊椎動物の脳は、脳幹、小脳、大脳から成る基本構造は共通している。異なるのは全体の大きさ、各部分の大きさの割合、受け持つ機能だ。

　魚類、両生類、爬虫類では、反射や交尾、餌を採ることなど、本能的な行動を司る脳幹が大部分を占めている。大脳は小さく、本能や恐怖などの原始的感情にかかわる大脳辺縁系が主である。

　哺乳類になると、小脳と大脳が大きくなる。大脳皮質に大脳新皮質と呼ばれる部分が発達し、視覚野や聴覚野といった感覚を司る感覚野、運動機能を司る運動野ができる。霊長類では連合野ができ、より高度な認知や行動が可能になった。ヒトではさらに大脳皮質が大きくなり、しわを増やして表面積を広げ、連合野を発達させた。

　連合野の発達が、ヒトの進化におけるカギの1つであるが、霊長類において、すでに連合野のみならず、感覚野や運動野も複雑な機能を担うようになった。ヒトは、霊長類で獲得した情報処理機能の土台の上に進化を重ねたといえるだろう。

■ 高い処理能力を持ったヒトの脳

　原始的な魚類からヒトまで、基本構造に

進化－人間の脳に辿り着くまで

① 脳の機能を知る

脳の基本型は魚類からヒトまで共通している

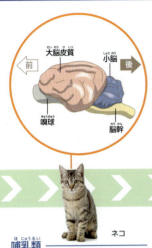

哺乳類　ネコ

大脳の割合が大きく、小脳はそれに比べて小さい。大脳の表面を覆う大脳皮質にしわができ大きな容量が確保され、新たに発達した大脳新皮質に感覚野や運動野ができた。

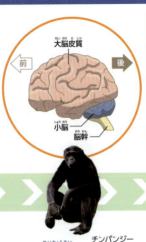

哺乳類（霊長類）　チンパンジー

ニホンザルやチンパンジーなど霊長類では大脳新皮質が発達。感覚野・運動野でより複雑な情報処理ができるようになるとともに、連合野ができ、高度な認知や行動が可能になった。

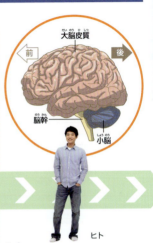

ヒト

大脳皮質はより深く複雑なしわをつくって容量を増やし、大脳新皮質の感覚野、運動野、連合野がさらに発達した。小脳も大きくなり、ヒトの複雑な動きを可能にしている。

機能を付け加えることで進化してきたが、ヒトの脳が最も進化した脳であるとはいえない。ヒトには感知できない超音波や赤外線などを感知できるような、特殊な機能を持つ生物もいるからだ。

　脳が大きければ優秀かといえば、それも正しくない。確かに、複雑な機能を持つには脳内の情報処理・伝達を行う神経細胞の数を多くし、脳の物理的な容量を大きくする必要はある。しかし、ヒトの脳は、クジラやゾウ、ある種のイルカなどより小さい。

　見方を変えれば、ヒトの脳は、高い処理能力を持ちながら、コンパクトな大きさにまとまっているといえる。それが可能になった理由の1つが神経細胞の在り方にある。

　一般的に、動物は体が大きくなると、それに比例して脳も大きくなるが、神経細胞の数はそれに応じたほどには増えない。そのため、神経細胞の細胞体から伸びる神経線維を長くする必要があり、それに伴って行き交う情報の質と量が変わることになる。しかし、霊長類やヒトは、脳が大きくなっても神経線維を伸ばすのではなく、神経細胞の数を増やした。それによって神経回路の密度は特に局所で高まり、近場の細胞間の情報交換がより精細になったのだ。

　神経細胞の数を増やすともに、機能を細分化して、部分ごとに分担させたことも、脳が大きくなっても情報の質を保つことにつながっていると考えられている。

1章 脳の機能を知る
脳の全体像1

■ 脳の外側

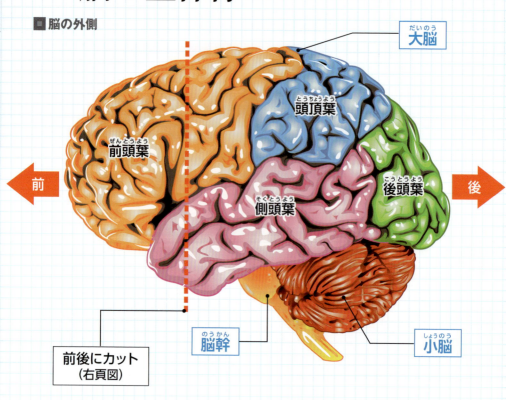

■ 脳の外側から見る

ヒトの脳は、脳脊髄液という液体とともに、頭蓋骨の中に収まっていて、大脳と小脳、脳幹から構成される。重さは、成人で体重の2％ほどにあたる1.5kg前後で、かなり個人差がある。

形は、カリフラワーにも、殻をむいたクルミの実にも似ている。色は少しピンク色がかった明るい灰色をしており、かためのゼリー程度の軟らかさを持つ。

脳を形成するのは主として神経細胞とグリア細胞だ。神経細胞の数は生まれた瞬間が最も多く、その後に急速に減り始め、3歳くらいまでにはほぼ決まり、最終的には、グリア細胞とほぼ同数になる。神経細胞同士のつながりは、その後、広がっていく。

脳の大きな部分を占める大脳の表面は大脳皮質に覆われている。大脳皮質にはしわがあり、しわの盛り上がった部分を脳回、へこんだ部分を脳溝という。大きなしわのできる場所は決まっていて、それを境界として前頭葉をはじめとする各葉に分かれている。

脳の全体像1

■ 脳の内側（------で前後に切ったところ）

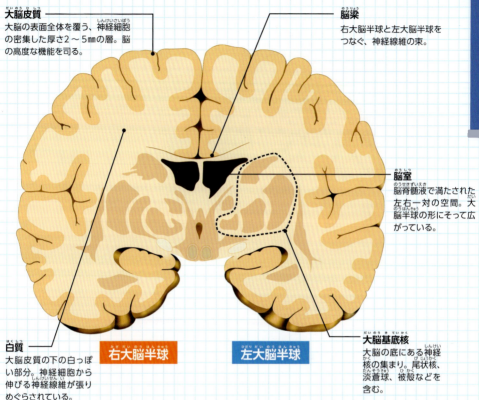

- **大脳皮質**：大脳の表面全体を覆う、神経細胞の密集した厚さ2～5mmの層。脳の高度な機能を司る。
- **脳梁**：右大脳半球と左大脳半球をつなぐ、神経線維の束。
- **脳室**：脳脊髄液で満たされた左右一対の空間。大脳半球の形にそって広がっている。
- **白質**：大脳皮質の下の白っぽい部分。神経細胞から伸びる神経線維が張りめぐらされている。
- **大脳基底核**：大脳の底にある神経核の集まり。尾状核、淡蒼球、被殻などを含む。

右大脳半球　　左大脳半球

　大脳はほぼ半球形であるため大脳半球と呼ばれる。上から見ると真ん中で右大脳半球と左大脳半球に分かれ、両半球は脳梁という神経線維の束でつながっている。

■ 脳を前後にカットすると…

　上の図のように前後に切断すると、大脳皮質と内部の白質が見える。大脳皮質の厚さは一定ではないが2～5mm程度で、150億個以上からなる神経細胞の層になっている。
　しわは奥まで入り込み、広い面積を確保している。しわをすべて広げると2500cm²ほどで、A4判の紙4枚分の広さになる。内部には、神経細胞が集まった神経核の集合体である大脳基底核が見える。

　脳は、おもに食事から得る炭水化物を分解したグルコース（ブドウ糖）をエネルギー源としている。脳は体中で特にエネルギーを必要とする器官であり、全身の供給量の20%を消費している。これは全体重の半分ほどを占める筋肉とほぼ同じで、その消費を支えるため、脳には毎分700mlほどの血液が流れ込んでいる。

1章 脳の機能を知る
脳の全体像2

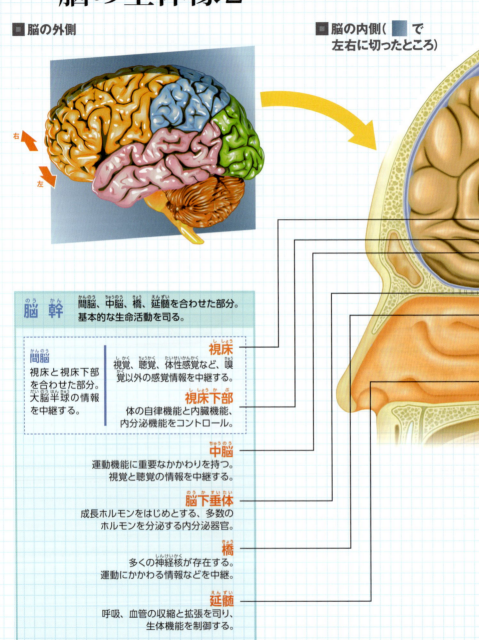

脳の全体像2

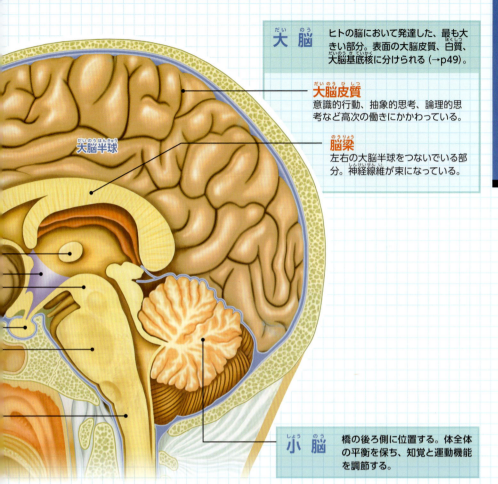

大脳
ヒトの脳において発達した、最も大きい部分。表面の大脳皮質、白質、大脳基底核に分けられる (→p49)。

大脳皮質
意識的行動、抽象的思考、論理的思考など高次の働きにかかわっている。

脳梁
左右の大脳半球をつないでいる部分。神経線維が束になっている。

大脳半球

小脳
橋の後ろ側に位置する。体全体の平衡を保ち、知覚と運動機能を調節する。

■脳を左右にカットすると…

脳は、大脳、小脳、脳幹で構成され、全体の容量の8割を大脳が占める。

大脳は、表面をしわのある大脳皮質で覆われていて、右大脳半球と左大脳半球に分かれている。左右の半球の間で切断すると、図のように、大脳、小脳、脳幹の位置関係がわかる。

大脳は、左右の半球をつなぐ脳梁の上に覆いかぶさるように載っている。

脳梁の下に位置するのが間脳だ。間脳には、大脳がやり取りする情報の中継点となっている視床、自律神経系を制御する視床下部が含まれる。脳幹は、間脳から橋、延髄へとつながっていく。

小脳は、橋の後ろあたりに位置する。小脳の表面は、大脳同様にしわに覆われているが、大脳のしわより、幅が狭く、規則的である。

1章 脳の機能を知る
脳は全身の司令塔

■ 自律神経系を制御する脳

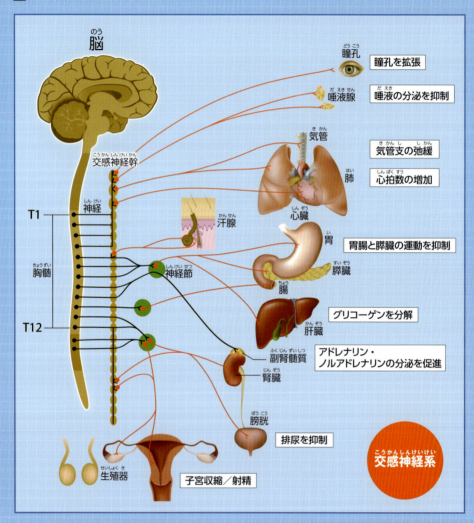

■ 全身に張りめぐらされた情報網

　ヒトの体には情報を伝達する神経が張りめぐらされている。神経は体中のさまざまな器官につながっており、その情報が脳に集められる。脳は集まった情報を分析し、体中の器官に指令を送り、生命を保つ。神経のネットワークは一体になって働くが、その役割から2つに分類される。

　1つ目は脳と脊髄からなる中枢神経系。体中の情報が集められ、1つの個体としてそれぞれの機能をコントロールする。

脳は全身の司令塔

① 脳の機能を知る

自律神経系は、交感神経系と副交感神経系で構成され、脳は自律神経系によって、内臓など、体の各部を自動的に制御する。およそ、交感神経系は激しい活動を行っている時に活性化し、副交感神経系は安静時に機能する。

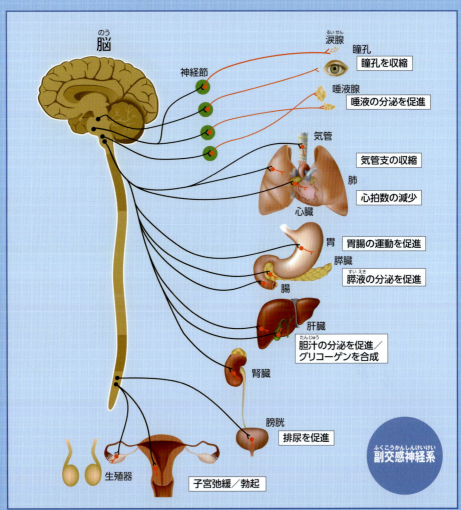

2つ目が末梢神経系で運動や感覚を司る。この神経は脳から出ている12対の脳神経と脊髄から伸びる31対の脊髄神経に分かれ、さまざまな器官とつながっている。そしてそれぞれの器官の情報を脳に送ったり、脳からの指令を各器官に伝えたりしている。

末梢神経系には自律神経系も含まれる。自律神経系は、交感神経系と副交感神経系から構成され、体温、血圧、拍動などを自動的に調節して生命維持を図っている。物理的な構造は中枢神経系や末梢神経系と一部共有している。

1章 脳の機能を知る
大脳―人間らしさを担う脳

■ 大脳の機能領域

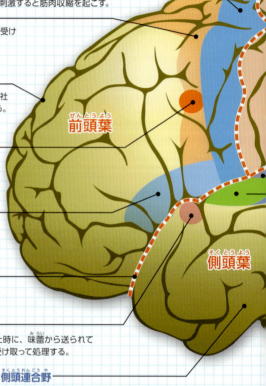

一次運動野
体の各部に対応する神経細胞から信号を送り、随意運動を制御。表面を電気などで刺激すると筋肉収縮を起こす。

運動前野（運動連合野）
熟練した運動の制御にかかわる。前頭連合野から情報を受け取って運動を開始し、手順や計画を運動野に指示する。

前頭前野（前頭連合野）
思考や創造性を担う脳の最高中枢であると考えられる。社会的な行動や論理的な判断など、高度な精神活動を司る。

前頭眼野
眼球の随意運動の中枢とされている。

ブローカ野
運動性言語中枢ともいう。口を動かして言葉を発したり、手を動かして文字を書いたりする言語機能を担う。

外側溝（シルビウス溝）
前頭葉、頭頂葉と側頭葉を上下に分けるしわで、大脳の両半球にある。

味覚野
ものを口に入れた時に、味蕾から送られてくる味覚情報を受け取って処理する。

側頭連合野
高次の聴覚情報処理や、視覚による形態の認知、記憶や言語の理解などにかかわっている。

前頭葉

側頭葉

■ 各領域が機能を分担

　大脳は、ヒトの脳において発達した部分で、脳の総重量の約80％を占める。大脳の表面にある大脳皮質はしわに覆われている。しわのへこんだ部分を脳溝といい、多少の個人差はあるものの、ほぼ決まった場所に、外側溝、中心溝、頭頂後頭溝という3つの深い溝がある。それによって、大脳は、前頭葉、側頭葉、頭頂葉、後頭葉の4つの脳葉という領域に分かれている。

　脳は、部分ごとに違う機能を担っていて、それが他の臓器と異なる特徴であるとされる。それぞれの脳葉は専門とする機能を持ち、さらに各脳葉内でも領域ごとに機能を分担している。

　前頭葉は、大脳全体の約30％と、最も大きい領域を占め、大きな前頭葉を持つことがヒトの特徴であるといえる。運動野やブローカ野があり、運動や言語にかかわる。

大脳—人間らしさを担う脳

❶脳の機能を知る

中心溝
前頭葉、頭頂葉を分ける深いしわ。ローランド裂とも呼ばれる。

一次体性感覚野
外部からの刺激が皮膚を通して伝わる感覚情報や、骨格筋や関節など体の内部から伝わる感覚情報を処理する。

体性感覚連合野
受け取ったさまざまな感覚情報から、複雑なものについて、整理や分析など、より高次な処理をする。

頭頂葉

頭頂連合野
視覚情報や体性感覚情報に基づき、空間的な位置関係の把握などをを行う。

ウェルニッケ野
知覚性言語中枢ともいう。聞いた言葉の意味を理解するために働く。神経経路を介してブローカ野とつながる。

後頭葉

一次聴覚野
内耳の感覚器官である蝸牛が受け取った、音や言葉、音楽などの聴覚情報を処理する。

視覚連合野
視覚野が受け取った情報をさらに分析してまとめ、記憶する。

一次視覚野
目で見て網膜が信号に変換した視覚情報を受け取って処理する。

頭頂後頭溝
大脳の後ろのほうにあるしわ。頭頂葉と後頭葉を分けている。外側からは少ししか見えていない。

聴覚連合野
聴覚野が受け取った情報をまとめて記憶する。

　側頭葉、頭頂葉、後頭葉がもたらすさまざまな情報をまとめる前頭前野を含み、判断や行動の決定、高次の精神機能などにもかかわる。
　側頭葉には、聴覚野やウェルニッケ野があり、音声や文字の意味の理解などを担う。記憶や嗅覚にもかかわる。
　頭頂葉には体性感覚野があり、全身の感覚情報を統合する働きなどを担う。
　後頭葉には視覚野があり、視覚や色彩の認識などにかかわる。
　特定の領域が特定の役割を果たすという考え方は「脳機能局在論」といい、ドイツのガルが18世紀末に骨相学で提唱したことに始まる。その後、1861年のブローカ野の発見、1874年のウェルニッケ野の発見を経て（→p86）、1909年、ブロードマンによって52に分類された領域は、脳機能局在論に用いられる。ペンフィールドの「脳地図」も、この考えを裏付ける（→p211）。

1章 脳の機能を知る
大脳—右脳と左脳

■ 上から見た右脳と左脳

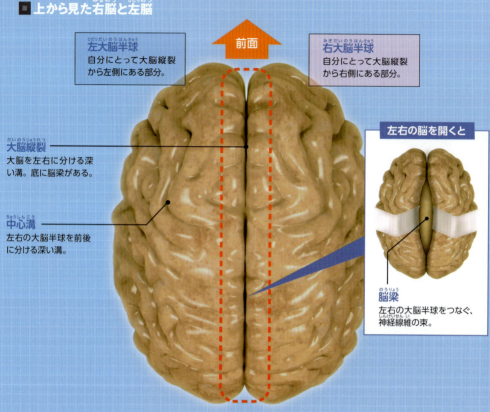

左大脳半球
自分にとって大脳縦裂から左側にある部分。

前面

右大脳半球
自分にとって大脳縦裂から右側にある部分。

大脳縦裂
大脳を左右に分ける深い溝。底に脳梁がある。

中心溝
左右の大脳半球を前後に分ける深い溝。

左右の脳を開くと

脳梁
左右の大脳半球をつなぐ、神経線維の束。

■ 左右に分かれている大脳

　大脳半球は、前後に延びる大脳縦裂という深いしわを境目にして、はっきりと左右に分かれている。自分にとって右側にあるのが右脳で、左側にあるのが左脳だ。

　右脳と左脳は同じような形をしているように見えるが、まったくの左右対称というわけではなく、胎児の頃から違いが見られる。一般的に、外側溝は右脳よりも左脳のほうが深くて長い。また、側頭平面と呼ばれる、側頭葉の上部表面にある領域が左脳のほうが少し広い。

　右脳と左脳は、大脳縦裂の下で2億本以上の神経線維からなる太い束によってつながっている。この神経線維の束を脳梁といい、脳梁を介して右脳と左脳の情報交換が密接に行われている。

　一般的にいわれる「右脳派・左脳派」という区別は、それぞれの役割のイメージを拡大解釈したもので、正しいとする科学的な根拠はない（→p140）。

大脳—右脳と左脳

■右脳と左脳による交叉支配

右脳と左脳から延びる神経は延髄で交叉している。そして、右脳からの信号は体の左半身に、左脳からの信号は右半身にと、それぞれ反対側に伝わる。このしくみを交叉支配という。

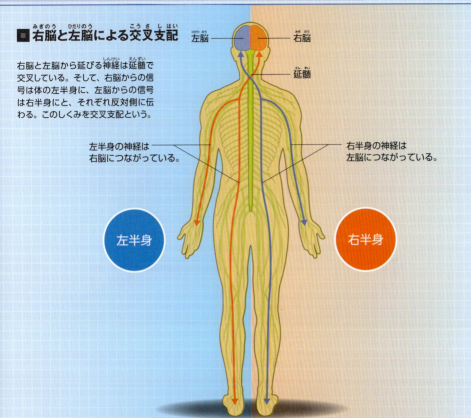

左脳 — 右脳
延髄
左半身の神経は右脳につながっている。
右半身の神経は左脳につながっている。
左半身
右半身

■右脳が左、左脳が右の体を担当

　脳から延びる神経の束は、延髄で左右が交叉している。右脳は左半身の情報を司って左半身に信号を送り、左脳はその反対に、右半身の情報を司って右半身に信号を送る。このしくみを交叉支配といい、左右の脳は脳梁などによって連携されている。脳の病気やけがなどで右脳の働きが損なわれると、左半身に障害が現れ、左脳の働きが損なわれると、右半身に障害が現れるのは、交叉支配のためだと考えられる。

　たとえば、大脳の一部が傷ついたために、自分の体だけでなく、周囲の世界や物事を含めた片側すべてを無視してしまう症状が現れることがある。これを「半側空間無視」といい、おもに右脳が傷ついた時に起きることが多い。

　症状としては、左側に何も描かれていない絵を描いたり、テーブルの上の食事の右側半分しか手を付けなかったりする。視覚に障害があるわけではなく、見えていても、自分の左側を重要だと認識せず、注意が向かないために無視してしまうのだ。

　右脳の損傷で起こることが多いのは、交叉支配が基本であるが、右脳の方が空間や全体理解に長けているからだ。実際、左脳が傷ついても右側を無視する症状が現れにくい。

　ただ、なぜ、そもそも右脳が左半身を、左脳が右半身を交叉支配しているのか、その理由は解明されていない。

1章 脳の機能を知る

大脳 — 最高中枢である前頭葉

■ 高次の精神機能を司る

　ヒトにおいて、最も大きく発達した大脳。その表面を覆う大脳皮質において、約30％を占める前頭葉は脳葉の中で最も大きい。前頭葉には、運動機能を司る一次運動野・運動前野、運動性言語中枢であるブローカ野、そして、思考や創造性を担う脳の最高中枢であるとされる前頭前野がある。

　前頭前野には、側頭連合野や頭頂連合野をはじめ、脳のさまざまな領域から情報が集まっている。前頭前野は、それらの情報を基に、認知し実行する機能、および、情動や動機付けにかかわる機能など、高度な精神性を司る最高中枢とされる。

　前頭葉の機能は、19世紀にアメリカでおきた爆発事故に巻き込まれ、脳に大けがを負った、フィネアス・ゲージの症例によって大きく注目されることになった。爆発のあった工事現場で働いていた彼のけがは、鉄の棒が頭を貫通し、前頭葉の大半を失ってしまうものだった。彼は奇跡的に命を取り留め、鉄の棒を抜いて治療を行い、健康的な生活を送ることができたというが、人格は大きく変わってしまった。事故前は、温厚で几帳面、熱心に仕事をしていたのだが、事故後はこらえ性がなく、粗暴で衝動的な行動をとるようになった。

　この出来事がきっかけで、人間の個性や性格、意識や心が前頭葉にあるのではないかと考えられるようになった。

■「心」のありかと前頭葉

　人間の「心」がどこにあるかという論争は、古代ギリシャ時代から行われてきた。惑星の運動について、ケプラーの法則を見出した天文学者のケプラーは、脳の中に小

■ 人間らしさを生む前頭葉

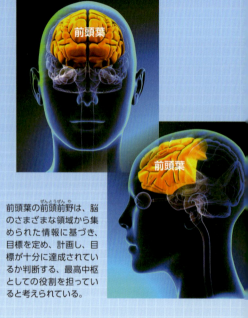

前頭葉の前頭前野は、脳のさまざまな領域から集められた情報に基づき、目標を定め、計画し、目標が十分に達成されているか判断する、最高中枢としての役割を担っていると考えられている。

人がいて考えているのだとまじめに議論していたという。

　脳は、特定の領域が、特定の機能を専門的に担当するという「脳機能局在論」からいえば（→p54）、「心」は前頭葉が担当するといっても不自然ではない。さらに前頭葉は、霊長類に比べて、ヒトで最も大きくなった領域であることから、前頭葉が高次元の機能を担っているといえるだろう。

　ただ、具体的に、神経細胞がどのような働きをしているかについては明らかになっていない。最新の研究では、心や自我に関する機能は脳の1つの領域が担うだけでなく、広範囲に分散し、連携して行われているのではないかと考えられている（→プロローグ2）。

大脳－最高中枢である前頭葉

❶ 脳の機能を知る

■鉄の棒が突き刺さった脳

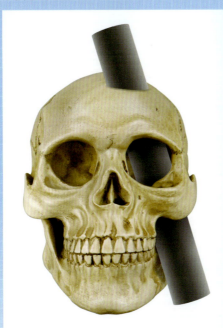

フィネアス・ゲージは、事故で頭に鉄の棒が突き刺さり、前頭葉の大半を失った。彼は、事故後、運動機能や記憶は失わなかったが、人間らしい心を失ってしまった。

無意識の感覚、クオリア

　前頭前野（ぜんとうぜんや）の判断に基づき、「意識」の下で行われることもあれば、無意識に行っていることもある。音楽を聴いたり、芸術作品を観たりして感動することもその1つだ。素晴らしい「感じ」や美しい「感じ」はクオリアと呼ばれ、日本語では「感覚質（かんかくしつ）」と訳される。主観的に体験されるさまざまな質のことだ。

　私たちが受けた刺激は、感覚器（かんかくき）から電気信号の情報として脳が受けて解釈する。解釈した感覚がクオリアなので、私たちは意識の下に判断することはできない。美しいと感じる音楽を美しくないと思うことはできないのだ。クオリアは、神経科学などで科学的に研究されるとともに、哲学的テーマとしても議論されている。

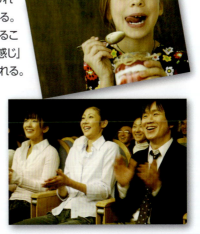

大脳辺縁系と大脳基底核

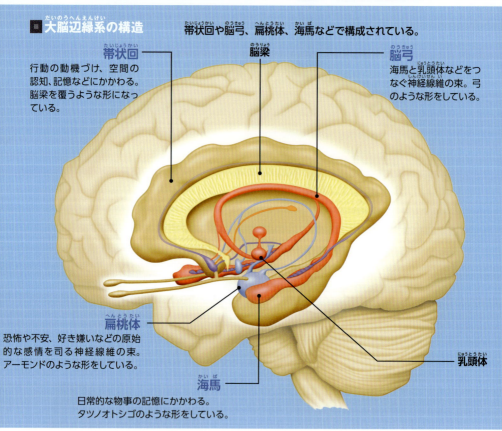

■ 大脳辺縁系の構造　帯状回や脳弓、扁桃体、海馬などで構成されている。

帯状回
行動の動機づけ、空間の認知、記憶などにかかわる。脳梁を覆うような形になっている。

脳梁

脳弓
海馬と乳頭体などをつなぐ神経線維の束。弓のような形をしている。

扁桃体
恐怖や不安、好き嫌いなどの原始的な感情を司る神経線維の束。アーモンドのような形をしている。

海馬
日常的な物事の記憶にかかわる。タツノオトシゴのような形をしている。

乳頭体

■ 大脳辺縁系とは

　大脳辺縁系は、大脳の表面を占める大脳皮質の内側にあり、帯状回や脳弓、扁桃体、海馬などの部位で構成されている。大脳皮質の中の新皮質（大脳新皮質）は新しく進化した領域であり、大脳新皮質の発達は霊長類とヒトの脳の特徴である。一方、大脳辺縁系は古くからある領域と考えられている。

　大脳皮質は言葉や計算、相手の気持ちを理解しようとするといった人間らしい高度な精神活動を司るが、大脳辺縁系は本能や恐怖といった無意識にわく原始的な感情や、物事に対する意欲、記憶、自律神経系の活動などにかかわっている。記憶は勉強などによって意識的に行っていると思うかもしれないが、好きなことは早く覚えられたり、苦手なことはなかなか覚えられなかったりする。これは、こうした原始的な脳の働きによるものだ。

　ヒトの脳はほかの動物の脳と比べ、大脳皮質の脳全体に占める割合が大きいという特徴を持っているが、大脳辺縁系が脳全体

大脳辺縁系と大脳基底核

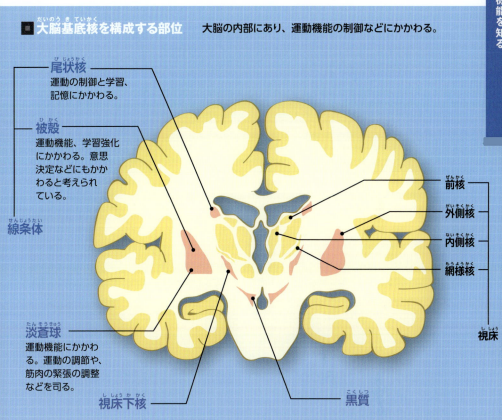

■ **大脳基底核を構成する部位**　大脳の内部にあり、運動機能の制御などにかかわる。

- **尾状核**：運動の制御と学習、記憶にかかわる。
- **被殻**：運動機能、学習強化にかかわる。意思決定などにもかかわると考えられている。
- **線条体**
- **淡蒼球**：運動機能にかかわる。運動の調節や、筋肉の緊張の調整などを司る。
- **視床下核**
- **黒質**
- **前核**
- **外側核**
- **内側核**
- **網様核**
- **視床**

に占める割合は、どのような動物でもそれほど変わらない。こうしたことから、大脳辺縁系の持つ機能は動物が生きていくうえで欠かせない部分を担っていると考えられている。

■大脳基底核とは

大脳辺縁系よりさらに深いところには、大脳皮質と視床、脳幹をつなぐ神経核（神経細胞が集まり、情報伝達の中継や分岐を行う場所）が集まっている。これらをまとめて大脳基底核という。

大脳基底核は、線条体や淡蒼球、視床下核、黒質などの部位で構成されている。線条体は尾状核と被殻からなり、前頭葉や頭頂葉からの情報の入力を中継している。淡蒼球は、線条体からの情報の入力を視床に出力している。

大脳基底核は、表情の動きや、運動を始めたり中断したりする機能を担うと考えられている。大脳皮質から運動の指令が出ると、それが大脳基底核に伝わる。そして大脳基底核が、運動するための信号を、視床を経由して大脳皮質に伝える。

1章 脳の機能を知る
小脳―運動と学習を司る

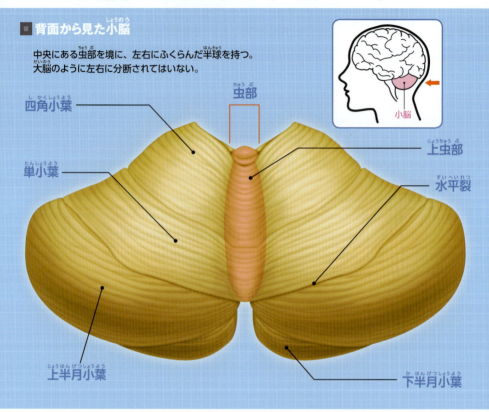

■ 背面から見た小脳

中央にある虫部を境に、左右にふくらんだ半球を持つ。大脳のように左右に分断されてはいない。

- 四角小葉
- 単小葉
- 上半月小葉
- 虫部
- 上虫部
- 水平裂
- 下半月小葉
- 小脳

■ 小脳の特徴

　小脳は、脳の後方の下側にある。その名のとおり、大脳より小さく、重さは大脳の10％くらいだ。小脳の表面は大脳と同じようにしわで覆われており、このしわを溝という。小脳の溝は大脳の溝よりも幅が狭く、平均2～3㎜で規則的に入っている。そのため表面積で比べると、小脳は大脳の75％程度である。また、大脳の神経細胞は数百億個だが、小脳の神経細胞は800億個以上もあり、実は大脳よりはるかに多い。
　小脳の構造を見ると、中央に細長い虫部があり、左右がほぼ対称である。裂（深くて長い溝）により小葉という単位に分けられ、10個の小葉からなる。

■ 運動と学習の機能を持つ

　小脳には2つの大きな働きがある。
　1つは、筋力のバランスを調整して体の平衡と姿勢を保つこと。事故や病気などで小脳を損傷すると、体のバランスを失い、真っ直ぐに立っていられなくなったり、運動がスムーズに行えなくなったりすることがある。
　もう1つは、体が大脳の指示どおりに動

小脳——運動と学習を司る

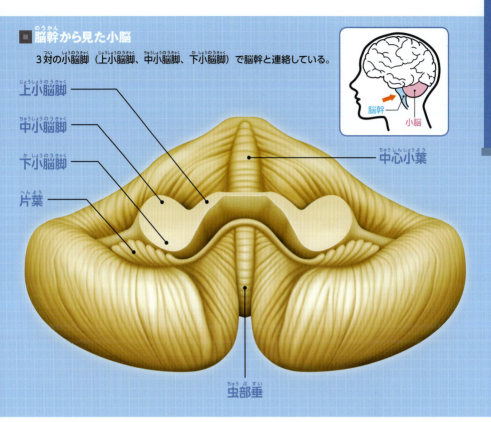

■ 脳幹から見た小脳
3対の小脳脚（上小脳脚、中小脳脚、下小脳脚）で脳幹と連絡している。

上小脳脚
中小脳脚
下小脳脚
片葉
中心小葉
虫部垂

いているかを確認することだ。確認した結果は大脳に伝えられ、常に最適な状態が保たれる。

　小脳の働きの身近な例としては、練習によるスポーツの上達が挙げられる。経験したことのないスポーツをする時、最初は常に意識を集中させ、体を動かさなければならない。しかし、練習を重ねるうちに体がなれ、動きにも少しずつ無駄がなくなる。そして、複雑な動きも意識せずにできるようになる。つまり、「体で覚える」学習をするのだ。

　近年、小脳は体で覚える学習だけではなく、思考における学習にもかかわることがわかってきた。スポーツにおける繰り返しの練習と同様に、頭の中で思考を繰り返すことにより、専門的な知識やものの考え方が身に付くことも、小脳の働きによるものだといわれる。

　小脳には、学習機能を受け持つ回路のような部分があり、たとえば大脳皮質がつくりだすイメージと、実際に取得した情報の内容を比べ、その誤差を修正するような活動を行っている。こうした活動により、情報処理の効率化が図られていると考えられている。

1章 脳の機能を知る
脳幹—生命活動の中枢

■ 脳幹の構造　脳を側面から見た断面図。

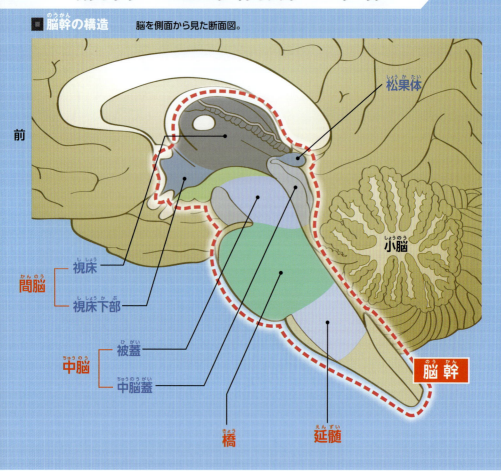

■ 無意識の活動を担う

　脳幹は、大脳から脊髄へつながる柱のような組織だ。間脳や中脳、橋、延髄などで構成される。大脳が意識的な活動を担うのに対し、脳幹は無意識的な活動を担う。無意識的な活動とは、呼吸や睡眠、体温の調節、代謝など、生命を維持する重要な機能のことだ。

　脳幹を構成するものの中で、間脳は右脳と左脳の中間にあり、視床と視床下部からなる。視床は、嗅覚以外のすべての感覚情報を脊髄や脳幹から大脳に伝える。視床下部は、自律神経系と内分泌系の制御を行う。
　中脳は、中脳蓋と被蓋からなり、視覚や聴覚の中継点として、眼球運動や瞳孔の動きなどを担う。橋は、顔面の動きや咀嚼、呼吸の調節などにかかわる。延髄は、脳幹

脳幹―生命活動の中枢

■脳幹から出る脳神経

それぞれの脳神経には、形状や機能にちなんだ名前がついている。

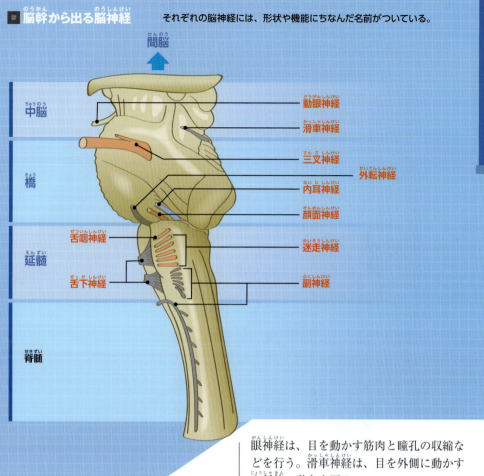

の一番下に位置し、心臓の動きや血圧を調節する心臓中枢や呼吸中枢がある。

■12対の脳神経が出ている

脳に出入りしている神経を脳神経といい、左右合わせて12対ある。これらの神経のうち、嗅神経と視神経以外の10対は脳幹から出ており、さまざまな感覚や運動を支配している。

中脳からは2対の脳神経が出ている。動眼神経は、目を動かす筋肉と瞳孔の収縮などを行う。滑車神経は、目を外側に動かす上斜筋の動きを司る。

橋からは4対の脳神経が出ている。三叉神経は、顔面の皮膚感覚、口の中の感覚などを司る。外転神経は、眼球を外側に向かって水平に動かす機能を司る。顔面神経は顔の表情をつくる筋肉の動きなどを、内耳神経は聴覚と平衡の感覚などを司る。

延髄からは4対の脳神経が出ている。舌咽神経は舌から耳にかけての感覚を担い、迷走神経は内臓の感覚にかかわる。副神経は首や肩の筋肉の運動にかかわり、舌下神経は舌の運動を司る。

1章 つながる神経細胞（ニューロン）

脳の機能を知る

■ 神経細胞（ニューロン）の構造

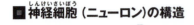

細胞体
神経細胞の本体で、樹状突起や軸索の根元になる部分。

細胞核
細胞体の中心にあり、DNAを含む多数の染色体がある。

軸索小丘
細胞体から出ている軸索の根元の部分。表面にナトリウムチャネルがたくさんあり、電気信号が開始する場所となる。

■ 神経細胞とは

　ヒトの体をつくっているのは、大人で約60兆個あるといわれる細胞だ。脳も例外ではなく、細胞でつくられている。脳の細胞には、大きくニューロンと呼ばれる神経細胞とグリア細胞（→p72）の2種類がある。
　神経細胞の数は、大脳で数百億個、小脳で800億個以上あり、合わせて千億個にのぼる。膨大な数の神経細胞がつながり合い、脳の中で一大ネットワークを形成している。

また、細胞の寿命は長くても10年ほどだが、神経細胞は100年以上の寿命を持つといわれる。
　神経細胞は、中心に細胞核を持つ細胞体と、その周りから伸びる樹状突起と軸索などからなる。樹状突起は木の枝のように分岐し、ほかの神経細胞から情報を受け取る。軸索は基本的に1つの細胞体から1本出ており、ほかの神経細胞に情報を送る。軸索の長さは、短いもので数ミリ、長いもので1m以上にもなる。

つながる神経細胞（ニューロン）

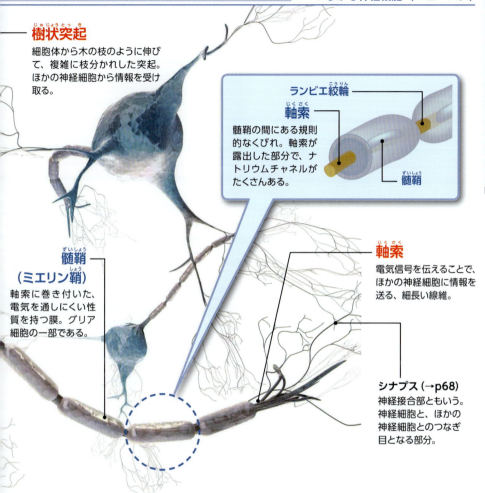

樹状突起
細胞体から木の枝のように伸びて、複雑に枝分かれした突起。ほかの神経細胞から情報を受け取る。

ランビエ絞輪
軸索
髄鞘の間にある規則的なくびれ。軸索が露出した部分で、ナトリウムチャネルがたくさんある。
髄鞘

髄鞘（ミエリン鞘）
軸索に巻き付いた、電気を通しにくい性質を持つ膜。グリア細胞の一部である。

軸索
電気信号を伝えることで、ほかの神経細胞に情報を送る、細長い線維。

シナプス（→p68）
神経接合部ともいう。神経細胞と、ほかの神経細胞とのつなぎ目となる部分。

　神経細胞には、樹状突起の数や形が異なるさまざまなタイプがある。突起が1本のものを単極性ニューロン、細胞体をはさんで2本の突起があるものを双極性ニューロンという。3本以上の突起があるものを多極性ニューロン、1本の突起が分岐しているものを偽単極性ニューロンという。

■電気信号が軸索の中を伝わる

　軸索には髄鞘（ミエリン鞘）が巻き付いており、髄鞘の間には軸索がむき出しになったランビエ絞輪がある。そこに、ナトリウムイオンを通すナトリウムチャネル（→p90）という穴がある。

　神経細胞は電気信号で情報をやりとりしており、細胞体が刺激を受けると、ナトリウムチャネルが軸索の根元（軸索小丘）から順番に開いていく。ナトリウムチャネルが開くと、神経細胞の外から内にナトリウムイオンが流入する。この反応が連鎖することで、電気信号が軸索から下っていく。

1章 脳の機能を知る
シナプスで化学信号を伝達

■シナプスとは

　神経細胞同士のつなぎ目をシナプスという。1つの神経細胞は約1万個のシナプスを持っており、膨大な数の情報が送られている。神経細胞同士のつなぎ目といっても、情報の送り手となる神経細胞と、受け手となる神経細胞の間には、数万分の1mmという、電子顕微鏡でしか見ることのできないわずかなすき間がある。これをシナプス間隙と呼ぶ。

　神経細胞が電気信号で情報をやりとりしていることは前述したが、このシナプス間隙を電気信号が通ることはできない。そこで、電気信号のかわりに神経伝達物質（→p70）という化学物質が使われている。

■化学物質が情報をリレーする

　軸索の末端にあるシナプスには、神経伝達物質の貯蔵庫のような役割を果たしているシナプス小胞と、カルシウムイオンが通るカルシウムチャネル（通路）がある。シナプスに電気信号が届くと、電位差が生まれて通常は閉じているカルシウムチャネルが開き、カルシウムイオンが流入する。これをきっかけに、シナプス小胞から神経伝達物質が放出される。

　受け手となる神経細胞の表面には、放出された神経伝達物質をキャッチする受容体（レセプター）がある。受容体が神経伝達物質を受け取ると、外からおもにナトリウムイオンが流れ込む。すると、電位差が生まれて化学物質が電気信号に変わり、情報が伝えられる。

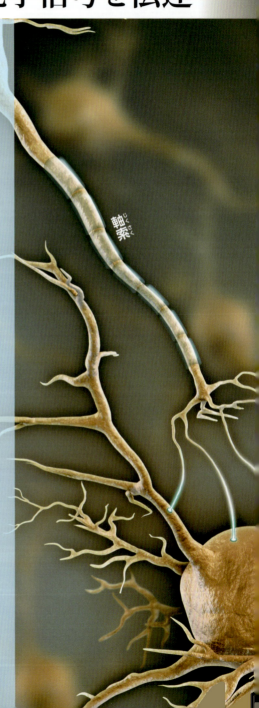

軸索

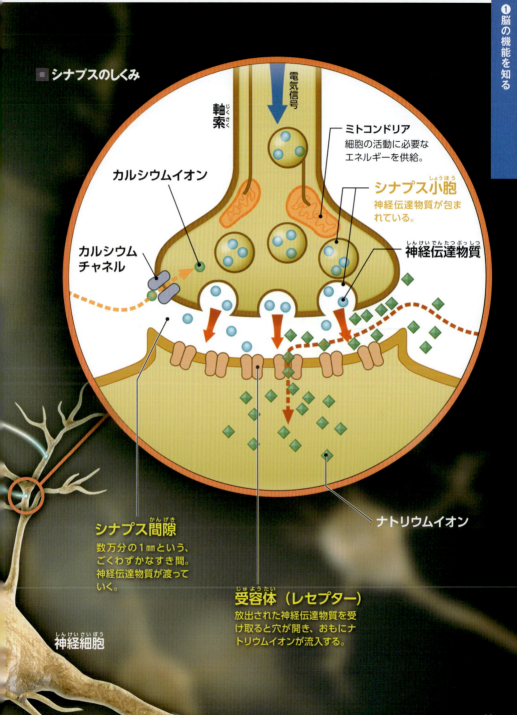

1章 脳の機能を知る

神経伝達物質の種類

■ おもな神経伝達物質

小分子伝達物質

アセチルコリン
大脳皮質と大脳基底核に多くある。最初に発見された神経伝達物質で、意識や知能、記憶、覚醒、睡眠などにかかわる。

ドーパミン
大脳基底核の黒質などでつくられ、被殻と尾状核からなる線条体などへ情報を送る。精神活動を活発にして快感を与える。

ノルアドレナリン
脳幹の青斑核に多くあり、覚醒力が強く、気分を高揚させ、血圧の上昇にも関係している。注意や不安、学習などにかかわる。

グルタミン酸
最も一般的な神経伝達物質で、アミノ酸の一種。大脳皮質、海馬、小脳などにある。学習や記憶などに重要な役割を果たす。

γ-アミノ酪酸（GABA）
海馬、小脳、大脳基底核にあり、グルタミン酸からつくられる。抑制性の神経伝達物質。不安を静めたり、睡眠を促したりする。

グリシン
脳幹や脊髄にある。抑制性の神経伝達物質だが、興奮性としても働く。

■ 100種類以上ある

神経伝達物質は、脳の神経細胞がつくり出す化学物質である。脳内のどこの部位の神経細胞かによって、使われる神経伝達物質が異なる。神経伝達物質の種類は100以上といわれている。

神経伝達物質は、小さな有機分子である小分子伝達物質と、アミノ酸が連なった大きな分子である神経ペプチド伝達物質に分けられる。小分子伝達物質にはグルタミン酸やγ-アミノ酪酸（GABA）、グリシンなどがあり、神経ペプチド伝達物質にはβエンドルフィンやオキシトシンなどがある。

これらの神経伝達物質はシナプス小胞（→p68）に詰め込まれている。神経ペプチド伝達物質が入っているシナプス小胞は、電子顕微鏡で見ると黒っぽい芯のようなものが見えることから有芯小胞と呼ばれる。

■ 興奮と抑制の性質がある

神経伝達物質は、神経細胞を興奮させるものと、抑制させるものに分けられる。興奮させるものの代表はグルタミン酸で、海馬とのかかわりが深く、記憶に役立つ。抑制させるものの代表はγ-アミノ酪酸（GABA）

神経伝達物質の種類

神経ペプチド伝達物質

セロトニン
脳幹の縫線核でつくられる。脳の覚醒や活動を抑える。必須アミノ酸の一種、トリプトファンからつくられる。

βエンドルフィン
モルヒネと同様に鎮痛効果や気分の高揚、幸福感が得られるので、脳内麻薬とも呼ばれる。鎮痛効果はモルヒネの数倍ある。

オキシトシン
下垂体後葉から分泌されるホルモン。男女の愛情や信頼などにかかわることから、「絆ホルモン」とも呼ばれる。

ヒスタミン
視床下部から脳内に投射される。覚醒度や記憶を制御する。自律神経系の調節にも関与している。

シナプス小胞

神経伝達物質

で、不安を抑え、睡眠を促す働きがある。興奮と抑制という、相反する性質を持つ神経伝達物質のバランスが保たれることで、脳は健全に機能している。

ランナーズハイとβエンドルフィン

ランナーズハイは、長距離走者などが苦痛をこらえて走っていると、いつしか苦痛が快感に変わり、やがて恍惚感を覚えるという体験だ。これは、神経伝達物質の1つである、βエンドルフィンの作用によるという説がある。βエンドルフィンは、強いストレスや苦痛を取り除く時に多く放出される。

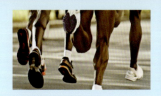

1章 脳の機能を知る
グリア細胞の役割

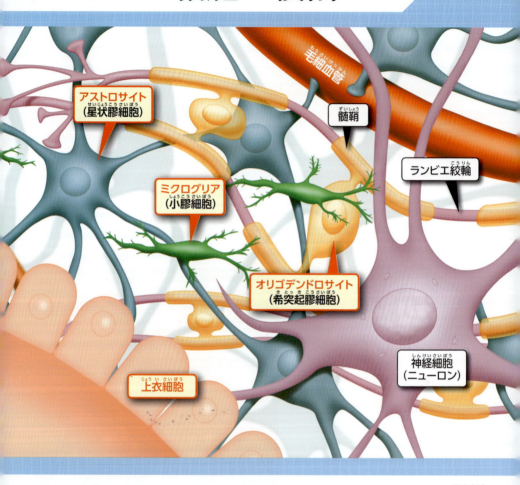

■グリア細胞の構成

　脳の細胞といえば、神経細胞（ニューロン）（→p66）を思い浮かべる人が多い。しかし脳には、この複雑に絡み合う神経細胞を支えるもう１つの細胞、グリア細胞が存在する。家にたとえるなら、グリア細胞は屋台骨を支える柱のようなもので、数も神経細胞とほぼ同じであることがわかっている。

　グリア細胞は、アストロサイト（星状膠細胞）、オリゴデンドロサイト（希突起膠細胞）、ミクログリア（小膠細胞）、上衣細胞などで構成され、それぞれが役割を担っている。

■グリア細胞の働き

　グリア細胞の中で一番数が多いのが、アストロサイト。血管壁から吸収した栄養分を神経細胞に供給したり、細胞外の余分な

グリア細胞の役割

① 脳の機能を知る

■ グリア細胞の働き

アストロサイト（星状膠細胞）	オリゴデンドロサイト（希突起膠細胞）	ミクログリア（小膠細胞）
星の形をしており、神経細胞に栄養分を供給している。	神経細胞の軸索を覆い、髄鞘（ミエリン鞘）をつくる。	傷ついた神経細胞の修復を行うと考えられている。

■ ミクログリアによる検査・検診

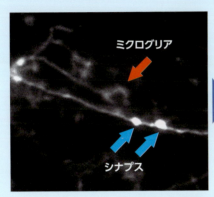
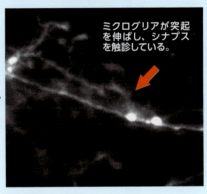

生きたマウスの脳を顕微鏡で撮影した画像。

提供：生理学研究所　和氣弘明、鍋倉淳一

　イオンを除去したりして神経細胞を保護する働きがある。
　ミクログリアは、脳の中で傷ついた組織の周辺でよく見つけられるため、神経細胞の修復にかかわると長く考えられていた。しかし、それを実際に見た研究者はいなかった。
　この謎が、2光子励起レーザー顕微鏡（→p32）を使い、生きたマウスの脳を観察したある実験で明らかになった。まず正常な脳を観察すると、ミクログリアが1時間に1回程度、およそ5分間かけて、自らの突起を伸ばしてシナプスに触れている様子が確認できた。次に、脳の血流を止めた状態で観察すると、ミクログリアが1時間以上、シナプスを包み込むように触れている様子が確認できた。
　こうした活動により、ミクログリアはシナプスが正常に機能しているかどうかを検査・検診し、修復する働きがあると考えられている。

脳の機能を知る

1章 脳と感覚―視覚

■眼の構造とものを見るしくみ

虹彩
黒目の部分。カメラの絞りのように、瞳孔の大きさを変える。

角膜
透明なドーム状の膜で、光を屈折させて水晶体に届ける。

硝子体
水晶体を通った光が通過する固めのゼリーのような組織。

瞳孔
虹彩の中央にあいた穴。大きさを変化させて、眼の中に入る光の量を調整する。

網膜
錐体細胞

水晶体
厚さを変えることで、焦点が網膜に合うように調整する。

毛様体
引っ張ったり緩めたりすることで、水晶体の厚みを変化させる。

桿体細胞

視神経
約120万本の神経の束。網膜に映って信号化された映像の情報を、脳まで送り届ける。

網膜には1億個以上の視細胞が並んでいる。視細胞のほとんどは桿体細胞で、明暗についての情報を受け取る、いわばモノクロフィルムのような働きをしている。色の判別は数百万個の錐体細胞が担っており、光の3原色である赤・緑・青を区別する。

■視覚と眼の構造

視覚は目に入った光のエネルギーが網膜の感覚細胞（視細胞）に与えた刺激によって生じる。この刺激が大脳に伝わり、処理されて「ものを見る」ことができる。

眼は機械的な構造を持ち、そのしくみは、カメラにたとえるとわかりやすい。カメラのレンズにあたるのが水晶体だ。ピントを合わせるため、カメラはレンズの位置を変えるが、水晶体は厚みを変えて焦点までの距離を調整する。光が像を結ぶのは、デジタルカメラでは撮像素子、眼では網膜だ。撮像素子には数千万個の画素が並び画像の色や形を調べるが、網膜では1億個以上の視細胞がその役割を果たす。視細胞には桿体細胞と錐体細胞があり、前者は明暗、後者は色の情報を感知する。

脳と感覚―視覚

■ 眼から脳への情報伝達

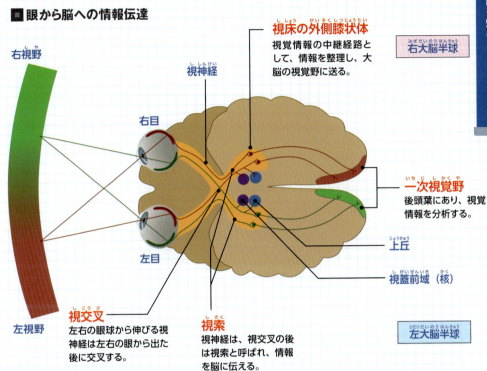

■ 視覚情報と脳の機能

　網膜の視細胞が受け取った情報は電気信号に変換され、視神経を通して脳に伝えられる。

　左右の眼から出た視神経は、いったん合流し交叉する。これを視交叉といい、右手側の視野の情報は左の視索、左手側の視野の情報は右の視索に振り分けられ、左右それぞれの視床の外側膝状体に進む。

　外側膝状体が、脳における視覚情報の受け入れ口であり、視神経が伝える信号が最初に処理される。網膜に映った画像の動きや形・色などについての情報が、ここで整理され、大脳皮質の後頭葉にある一次視覚野に届けられる。一次視覚野では外側膝状体から受け取った情報を基に方向や色、明るさ、動きなどといった多様な視覚情報を分析し、おもに大脳皮質の視覚連合野に情報を送り、そこで見たものを理解する。

脳と感覚―聴覚(ちょうかく)

■耳の構造と音を聞くしくみ

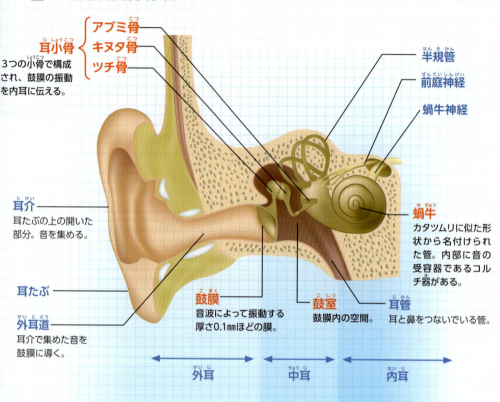

■耳の構造と聴覚

　聴覚は耳に入った音のエネルギーを刺激として受け取ることで生じる感覚だ。音は、物体の振動で揺り動かされてできた空気の波で、ヒトが音として聞き取れる音波(おんぱ)は、20Hzから2万Hzの間の周波数であるといわれる。

　外耳道に入った音は、鼓膜を振動させる。鼓膜の奥には耳小骨(じしょうこつ)という3つの小さい骨が並んでおり、それぞれの形から、槌(つち)・砧(きぬた)・鐙(あぶみ)の名が付いている。鼓膜で生じた振動は、3つの骨を順に伝わることで増幅され、内耳の蝸牛(かぎゅう)に伝わる。

　蝸牛は、リンパ液で満たされ、ここで液体の振動に変わり、音の受容器であるコルチ器に届く。

　コルチ器の有毛細胞(ゆうもうさいぼう)によって情報は電気信号に変換され、蝸牛神経を通じて大脳に伝えられる。

脳と感覚—聴覚

■ 聴覚が脳に伝わる経路

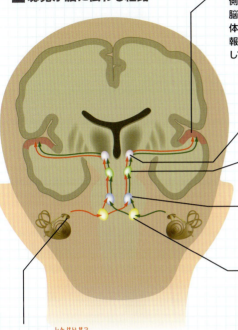
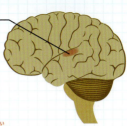

一次聴覚野
側頭葉の表面にある脳の領域。内側膝状体から届いた聴覚情報が処理され、音として知覚される。

内側膝状体
視床にある神経核。一次聴覚野へ送るすべての聴覚情報を中継する。

下丘
中脳にある神経核。脳に向かう聴覚情報は下丘に収束され、内側膝状体に送られる。

上オリーブ核
蝸牛神経核から聴覚情報の一部を受け取り、下丘に送る神経核。音源の位置の特定にかかわる。

蝸牛神経核
橋の下端、延髄との境界部にある神経核。らせん神経節から出て、2つに分かれた信号を、背側と腹側の2つの神経核で受け取る。

らせん神経節
有毛細胞からの情報を受け取り、蝸牛神経核に送る細胞の集合。

■ 聴覚の脳への伝わり方

　蝸牛で電気信号に変換された聴覚情報は、らせん神経節に集められる。その後、情報は多様な経路をたどるが、主として、橋の下部にある蝸牛神経核から上オリーブ核を経由し、中脳の下丘に収束する。集められた情報は、視床の内側膝状体を経由して一次聴覚野に入る。

　上オリーブ核には、音波が両方の耳に届く時間差および音波の強さの差を感知するニューロンがあり、音源の位置を特定する役割を担っていると考えられている。

聴覚と平衡感覚

　体の傾きを感じる感覚である平衡感覚も、内耳に関係する。内耳にある、重力と頭の傾きを検知する耳石器と、頭の回転を感じる半規管が受け取った機械的なエネルギーは、聴覚と同様に有毛細胞で電気信号へと変換され、前庭神経を通じて脳に伝えられる。

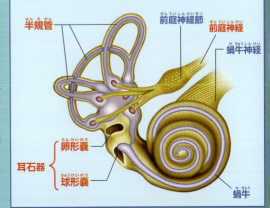

脳の機能を知る

1章 脳と感覚—嗅覚

■ 鼻の構造とにおいを感じるしくみ

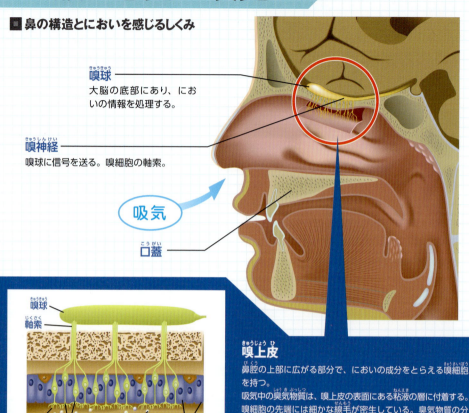

嗅球
大脳の底部にあり、においの情報を処理する。

嗅神経
嗅球に信号を送る。嗅細胞の軸索。

吸気

口蓋

嗅上皮
鼻腔の上部に広がる部分で、においの成分をとらえる嗅細胞を持つ。
吸気中の臭気物質は、嗅上皮の表面にある粘液の層に付着する。嗅細胞の先端には細かな線毛が密生している。臭気物質の分子が線毛につくと、嗅細胞が刺激され、においを伝える電気信号として嗅球に送られる。

嗅球
軸索
線毛　嗅細胞　臭気物質　嗅上皮

■ 鼻の構造と嗅覚

においの刺激は、鼻の奥にある鼻腔の天井部分、嗅上皮にある嗅覚受容細胞（嗅細胞）が受け取る。嗅細胞は、においの受容器であるとともに、それ自体がニューロン（神経細胞）で、その軸索が直接、脳に入って情報を伝える。

10㎠程度のヒトの嗅上皮には、約350種類、数千万個の嗅細胞が並んでいる。嗅上皮の表面は、常に粘液で濡れた状態になっており、鼻孔から入ってきた吸気が通過する時、吸気の中の臭気物質（においを放つ化学物質）が粘液に溶け込む。嗅細胞は、350種類の中から1～数種類を組み合わせることで、数千から1万種類のパターンを持ち、対応した物質を嗅ぎ分ける。

ニューロンは、一般に再生しないといわれるが、嗅細胞はニューロンでありながら数週間のサイクルで生まれ変わる。

脳と感覚—嗅覚

① 脳の機能を知る

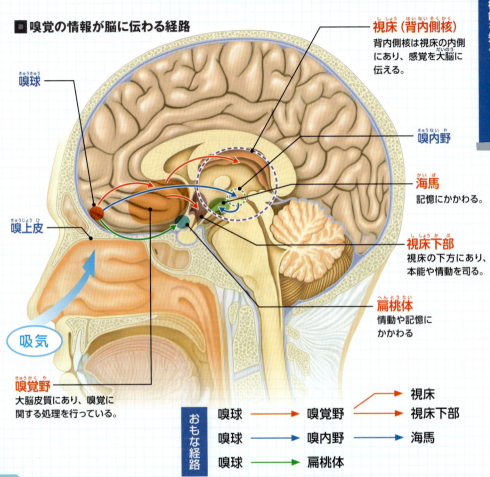

■ 嗅覚の情報が脳に伝わる経路

嗅球

視床（背内側核）
背内側核は視床の内側にあり、感覚を大脳に伝える。

嗅内野

海馬
記憶にかかわる。

嗅上皮

視床下部
視床の下方にあり、本能や情動を司る。

吸気

扁桃体
情動や記憶にかかわる

嗅覚野
大脳皮質にあり、嗅覚に関する処理を行っている。

おもな経路
- 嗅球 → 嗅覚野 → 視床／視床下部
- 嗅球 → 嗅内野 → 海馬
- 嗅球 → 扁桃体

■嗅覚の脳への伝わり方

　臭気物質が嗅上皮の粘液に付着し、嗅細胞が興奮すると、大脳底部の嗅球に電気信号が伝わり、さらに嗅球から大脳皮質の嗅覚野や嗅内野に送られ、統合されて処理される。嗅覚以外の感覚系はすべて、大脳皮質に伝わる前に、視床を通過するのに対し、嗅覚は直接的に大脳皮質に届く。

　嗅覚の電気信号は大脳皮質のほか、多数の部位に送られる。大脳辺縁系の扁桃体や海馬、視床下部から眼のすぐ後ろに位置する眼窩前頭皮質など、記憶や情動などに深くかかわる部分にも送られるため、においによって遠い日の記憶が甦るといった現象も、嗅覚の伝達経路にかかわるのではないかとみられているが、嗅覚の伝達経路にはまだ不明な点が多い。

1章 脳と感覚―味覚

脳の機能を知る

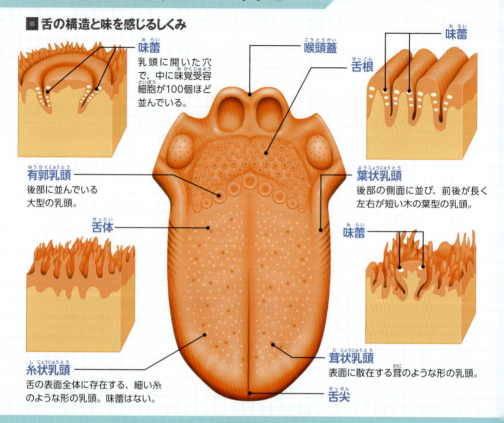

■ 舌の構造と味を感じるしくみ

味蕾：乳頭に開いた穴で、中に味覚受容細胞が100個ほど並んでいる。

喉頭蓋

味蕾

舌根

有郭乳頭：後部に並んでいる大型の乳頭。

葉状乳頭：後部の側面に並び、前後が長く左右が短い木の葉型の乳頭。

舌体

味蕾

糸状乳頭：舌の表面全体に存在する、細い糸のような形の乳頭。味蕾はない。

茸状乳頭：表面に散在する茸のような形の乳頭。

舌尖

■ 舌の構造と味覚

　味を感じる味覚は、食料と毒を区別するのに大切な感覚として進化してきた。味覚を感じる器官を味蕾といい、舌をはじめ、上あごや喉に存在する。

　舌の表面には、乳頭と呼ばれる小さな突起が点在する。味蕾があるのは、舌の前の部分にある茸状乳頭、後方の端にある葉状乳頭、後方に少数存在する有郭乳頭で、各乳頭につき、茸状乳頭で1〜5個、葉状乳頭と有郭乳頭では数百の味蕾を持つ。

　総数としては、1人あたり2000〜5000個の味蕾を持つといわれるが、実際には、500個の例も2万個の例もあり、個人差が大きい。

　味蕾の中には、約100個の味覚受容細胞（味細胞）がバナナの房のように立ち並び、味を感知すると情報を電気信号に変換し、大脳皮質にある味覚野に送り、そこで味が認識される。

　ヒトが識別できるのは、甘味、苦味、塩味、酸味、アミノ酸がもたらすうま味の5つの基本味である。唐辛子などの辛味は、口腔内で痛覚（痛みの感覚）として受け取るため味覚には含まない。

脳と感覚―味覚

❶脳の機能を知る

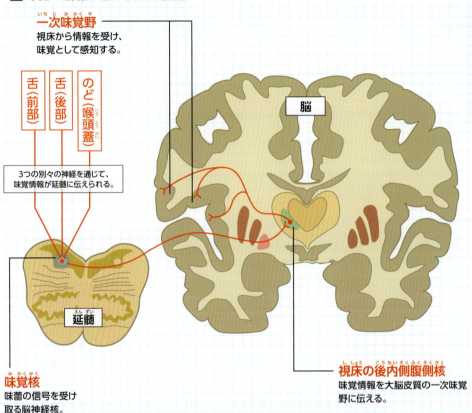

■ 味覚の情報が脳に伝わる経路

一次味覚野
視床から情報を受け、味覚として感知する。

舌（前部） 舌（後部） のど（喉頭蓋）

3つの別々の神経を通じて、味覚情報が延髄に伝えられる。

脳

延髄

味覚核
味蕾の信号を受け取る脳神経核。

視床の後内側腹側核
味覚情報を大脳皮質の一次味覚野に伝える。

■ 味覚が脳に伝わる経路

　味細胞が刺激されて起こった電気信号は、発生した場所からそれぞれの神経経路で、5つの味ごとに、延髄の味覚核に伝えられる。そこから視床を経由し、一次味覚野に伝えられ、統合されて味として認識される。
　味覚情報の一部は、視床を通らずに、食欲の中枢である視床下部や、好き嫌いなどの情動にかかわる扁桃体に送られ、食に関する行動を制御する。

味と記憶

　動物は外界から食べ物を取り入れるため、有害な食べ物とそうでないものを区別することは生存にとって重要だ。
　ある食べ物で食中毒を起こすなどの悪い経験をすると、それがたった1回であっても、その学習効果は強く長く継続する。これを味覚嫌悪学習といい、アルコールやたばこへの依存を断ち切るための治療に用いることがある。

1章 脳の機能を知る
脳と感覚―体性感覚

■ ヒトの感覚

体性感覚	皮膚表面付近や筋肉・関節など、全身に分布する受容器から受け取る多様な刺激によって生じる感覚。皮膚感覚（表面感覚）と固有感覚（深部感覚）に分けられる。 皮膚感覚…触覚、圧覚、痛覚、温度感覚 固有感覚…圧覚、位置感覚、筋肉／運動感覚
特殊感覚	視覚、聴覚、味覚、嗅覚、平衡感覚。それぞれ眼、耳、口腔、鼻腔、内耳の半規管など頭部の一定の場所に特別な感覚器、独自の神経経路を持つことから特殊感覚として分類される。
内臓感覚	空腹・満腹や尿意・便意および内臓の痛み（内臓痛覚）、吐き気などの感覚は、自律神経系によって中枢に信号が伝えられる。内臓に分布した受容器が、内臓の動きや炎症などの情報を受け取ることから内臓感覚として分類される。

■ 脳に送られる多様な情報

ヒトの感覚は、古来より5つの感覚、五感として知られてきたが、現在はより多くの感覚があることがわかっている。

体性感覚には、五感の中の触覚をはじめ、痛覚、運動感覚などが含まれる。全身から多様な刺激を受け取り、脳に伝えることで、体の内外の状態や変化を知らせる役割を担い、体の表面の様子を感知する皮膚感覚と、体の深部にある筋肉や関節などの情報を知らせる固有感覚に分けられる。

皮膚感覚の情報も固有感覚の情報も部位ごとに、大脳の前頭葉と頭頂葉を分ける中心溝に沿って存在する一次体性感覚野に送られて分析され、さらに隣にある二次体性感覚野で、より複雑な処理が行われると考えられている。

伝達の経路には、後索－内側毛帯路と脊髄視床路の2経路があり、前者は指で物をなぞった時の繊細な感覚などを伝え、後者は生命維持に直結するような痛みの感覚などを伝える。顔面や頭部などが受け取った体性感覚は、延髄と中脳の間の橋にある三叉神経（→p65）を通ってそれぞれの経路に合流する。

痛覚の脊髄視床路は、延髄に入る前に脳幹で分岐し、それぞれ、外側脊髄視床路、前脊髄視床路と呼ばれる。たとえばけがをした時、最初の痛みの情報は太くて伝導速度の大きい外側脊髄視床路で、その後持続する「鈍い痛み」の情報は細くて伝導速度の小さい前脊髄視床路が伝え続ける。前者は刺激のあった部位を素早く判断する働き、後者は発汗や心拍数などに影響を与え、休息を促す働きをする。

脳と感覚―体性感覚

■体性感覚の伝わり方

後索－内側毛帯路

肌触りや指でなぞった物の形などの、繊細な触覚や圧覚は脊髄の背中側を通る後索を通って伝えられる。筋肉や腱の動きである運動覚もこの経路で伝えられ、識別感覚系ともいう。延髄で左右が交叉する。

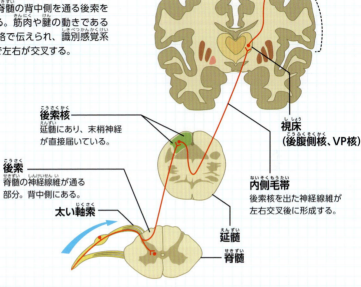

後索核
延髄にあり、末梢神経が直接届いている。

後索
脊髄の神経線維が通る部分。背中側にある。

太い軸索

一次体性感覚野

視床（後腹側核、VP核）

内側毛帯
後索核を出た神経線維が左右交叉後に形成する。

延髄

脊髄

脊髄視床路

痛覚や温度感覚、触覚や圧覚など、外部環境の激変や、体の恒常性を乱す重大な物事などを伝える経路。脊髄で中継されて左右の交叉が行われる。進化の早い段階から備わっていたと考えられ、原始感覚系とも呼ばれる。

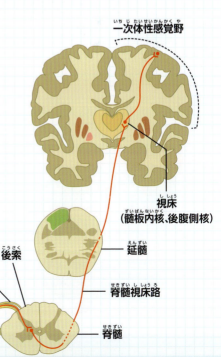

後索

細い軸索

一次体性感覚野

視床（髄板内核、後腹側核）

延髄

脊髄視床路

脊髄

1章 脳の機能を知る
脳と運動―筋肉をコントロール

■各領域が連携して動きを決める

ヒトが体を動かす時、運動を制御する領域である運動野から一次運動野にさまざまな情報が集められ、ここから最終的に体を動かすための指令が出される。

指令は、延髄や脊髄を経て、筋肉の収縮を担う下位運動ニューロンに伝えられ、実際に筋肉を動かす。

一次運動野には、手足の指、まぶたなど、体の各部に対応した領域があり、機能を分担している。その様子はカナダの脳神経外科医、ワイルダー・ペンフィールドが表した、神経細胞の地図でよく知られている。

■運動の指令が伝わるしくみ

一次運動野から出た指令を下位運動ニューロンに届ける経路を下行性伝導路といい、その中で最も重要なものが皮質脊髄路だ。この経路を通り、指令は筋肉の収縮を担う下位運動ニューロンに伝えられ、実際に筋肉が動く。延髄と脊髄の間で交叉するため、右側の運動野は体の左側を、左側の運動野は体の右側を制御する。

皮質脊髄路は、中枢神経系の中でも最大級の神経経路で、約100万本の軸索を含み、延髄錐体を通過することから、錐体路とも呼ばれる。

皮質脊髄路以外にも、錐体外路と呼ばれる、線条体を通る下行性伝導路がある。反射や運動の円滑化にかかわるもので、ここに障害が起きると、手足の震えや硬直などの錐体外路症状が現れる。パーキンソン病は、この症状を呈する代表的な疾患だ。

■運動にかかわるおもな領域

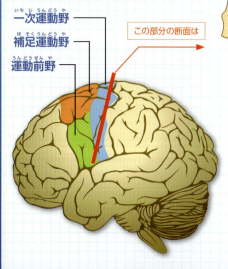

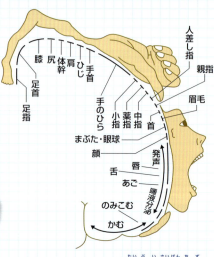

ペンフィールドらによる体部位再現地図
体の特定の部位が、脳の特定の領域と1対1で対応することを表している。複雑な動きをする手のひらなどの割合が、実際の体の割合と比べて大きいのがわかる。

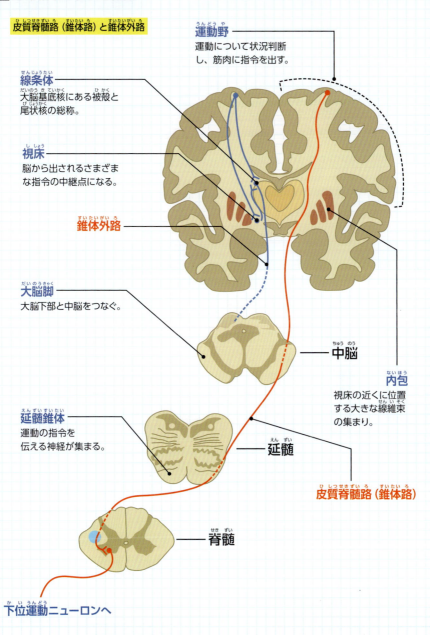

1章 脳の機能を知る
脳と言語―言葉を操る

■ ブローカ野とウェルニッケ野

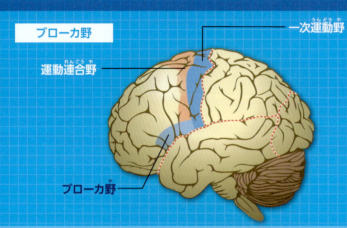

ブローカ野
- 一次運動野
- 運動連合野
- ブローカ野

運動性言語野とも呼ばれ、話したり書いたりする時の筋肉の運動を司る領域。口と唇の運動を制御する運動野の隣にある。

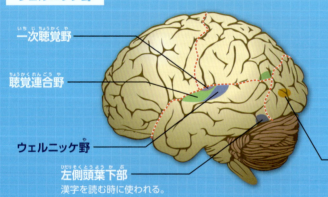

ウェルニッケ野
- 一次聴覚野
- 聴覚連合野
- ウェルニッケ野
- 左側頭葉下部 — 漢字を読む時に使われる。
- 左後頭葉外側部 — かなを読む時に使われる。

自分が話したり書いたり、聞いたり読んだりした言葉の意味を理解する領域。音の情報を処理する聴覚野の隣にある。

■ 明らかになった脳と言語の関係

ヒトと動物の違いの1つが、言語を持つことだ。人間は言語を使ってコミュニケーションを図る。脳と言語の関係が明らかになったきっかけは、1800年代に報告された2つの事例だった。

最初の事例は、1861年にフランスの外科医ポール・ブローカによってもたらされた。彼は、「タン」としか発話できない患者と出会った。その患者は、言葉が理解でき、話すための運動機能にも問題はなかったが、言葉を話すことはできなかった。患者の死後、解剖してみると、左半球の前頭葉に異常があることが確認された。

2つ目の事例は1874年にドイツの神経学

失語症のタイプと脳

脳の損傷箇所によって症状は異なるが、言葉をうまく話すのが難しくなる非流暢性失語症と、発語はできるが意味がよくわからない流暢性失語症に分けられる。

ブローカ失語症

運動連合野の損傷で生じる。言語の理解力はあり、人の話を聞くこと、文字を読むことができても、適切な言葉を見つけることや、文法的に正しい文を組み立てることができず、言葉を発することが難しくなる。非流暢性失語症に分類される。

ウェルニッケ失語症

ウェルニッケ野の損傷で生じる。発話は問題なく行えるが、言葉を間違えるため、話の意味が通らなくなる。相手の話す言葉も、自分の話す言葉もほとんど理解していないのに、堂々としゃべる傾向があり、流暢性失語症に分類される。

その他のおもな失語症

伝導性失語症	ブローカ野とウェルニッケ野をつなぐ弓状束の損傷で生じる。流暢に話すが、復唱ができない。
全失語症	脳の広い範囲が損傷することで起こり、発話能力も理解力も低下する。
超皮質性運動性失語症	前頭葉の損傷によって生じる。ブローカ失語症とよく似た症状が現れる。
超皮質性感覚性失語症	側頭葉の損傷で生じる。ウェルニッケ失語症とよく似た症状が現れる。
名称失語症	側頭葉下部の損傷で生じる。理解力も高く流暢に話すが、適切な名詞を見つけられない。

者カール・ウェルニッケから報告された。彼は脳梗塞により左半球の側頭葉の一部に障害を負った患者に、意味のある会話ができなくなる症状が出た事例を紹介した。

この２つの事例から発見された言葉にかかわる領域はそれぞれブローカ野、ウェルニッケ野と名付けられ、言葉を話すことに脳の特定の領域がかかわっていることがわかってきた。これは、ブローカ野やウェルニッケ野をはじめ、言語にかかわる特定の部位を損傷すると、読む・書く・話す・聞くといった行為ができなくなる失語症になることからも確認できる。

言葉にかかわる領域は左半球に集中し、優位になっているが、近年ではさまざまな実験により、右半球でも言葉を理解していることがわかってきた。

言葉を聞いたり、文字を読んだりする時には、左右の脳が活動していることから、言葉を操る時には、脳内のさまざまな領域がダイナミックに連動している可能性がある。

■言語の獲得と脳機能

ヒトは地域により異なる言語を使用するが、言語が違っても、すべての地域で同じような過程で言語を獲得していく。生まれたばかりの赤ちゃんは言葉をうまく話せないが、３歳になると完全な文をつくることができる。

幼児が言葉を獲得していく詳しいしくみはまだわかっていないが、生後３カ月の赤ちゃんの脳でも、言葉に反応する領域は成人と同じような分布になっていることがわかっている。一般に、ヒトの脳は生まれつき言語能力を備えていると考えられているが、それが正しいかを明らかにするため、遺伝子レベルでの研究も行われている。

脳の機能を知る
1章 脳と記憶—記憶の種類としくみ

■ 短期記憶と長期記憶

　世の中にたくさんのヒトがいるにもかかわらず、一人ひとりが自分を認識することができるのは記憶があるからに他ならない。記憶にはいくつかの種類があるが、30秒くらい継続する短期記憶と、継続時間がそれより長い長期記憶の2つに分けることができる。

　短期記憶は前頭連合野と海馬が担い、相手から聞いた住所や名前を紙に書き留めておく時など、少しの間だけ覚えていたい時に使われる。何かの作業をする間だけ覚えておけばいいので、ワーキングメモリ（作業記憶）とも呼ばれる。

　前頭連合野は短期記憶を基に次の行動を決定し、運動連合野に体を動かすための指令を出す。また、情動を生み出す扁桃体や記憶の中核となる海馬にも働きかける。

　一方、長期記憶は海馬が中心となって行われると考えられているが、詳しいしくみはまだわかっていない。ただ、海馬はたくさんの記憶を整理して、覚えるべきものとそうでないものとを区別し、覚えるべきと判断した記憶は大脳皮質に送られ、記憶されると考えられている。

■ 記憶の種類

短期記憶
何かの作業をするために短い時間だけ覚えておく必要のある記憶。その作業が終わってしまえば忘れてしまう。

長期記憶

陳述記憶
言葉や図形などによって表現することのできる記憶。思い出や知識などがこれにあたる。

エピソード記憶
実際に経験した出来事の記憶。幼い頃の記憶として語られるものはエピソード記憶が多い。ほとんどが言語などで表現できるが、映像など、言語で表現できないものもある。

意味記憶
知識など、学習を通して得た記憶。人やものの名前、歴史上の出来事に関する知識などは意味記憶に分類される。

非陳述記憶
言語や図形などで表現できない記憶。職人の技術など、体験や経験を通して体で覚えた記憶などがこれにあたる。

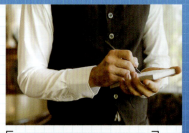

レストランなどで働くウェイターは、注文を書き取るまでの短い間だけ記憶すればよい

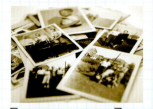

過去に経験したことはエピソード記憶として残る

脳と記憶―記憶の種類としくみ

■ 記憶にかかわる海馬

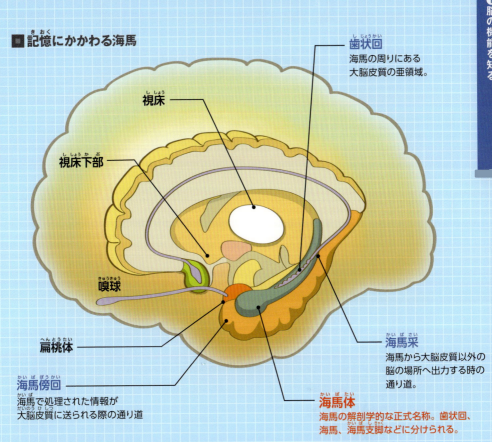

- 視床
- 視床下部
- 嗅球
- 扁桃体
- 海馬傍回
  海馬で処理された情報が大脳皮質に送られる際の通り道
- 歯状回
  海馬の周りにある大脳皮質の亜領域。
- 海馬采
  海馬から大脳皮質以外の脳の場所へ出力する時の通り道。
- 海馬体
  海馬の解剖学的な正式名称。歯状回、海馬、海馬支脚などに分けられる。

■ 大脳における記憶のしくみ

　大脳皮質で記憶が長期保存されるといっても、記憶専用の特別な細胞でコンピュータのデータのように貯蔵するのではない。記憶は、シナプスが組み合わされて回路を形成し、持続することによってつくられると考えられている。

　海馬から送られてきた記憶の情報は、電気信号として大脳皮質の神経細胞を刺激する。その記憶の刺激が強くなるほど、多くのシナプスが組み合わせられて伝達の効率が増し、<u>特定の電気信号が通りやすい特別な回路ができる。</u>その回路が長時間にわたって持続することで記憶が保たれるのだ。

　記憶を引き出す時は、その記憶の回路に電気信号が流れて思い出す。

　年を重ねると物覚えが悪くなったと感じるのは、加齢によって記憶が増えることで、回路に空きが少なくなり、若い時のように効率の良いシナプスの組み合わせが選べなくなってしまうためだと考えられている。

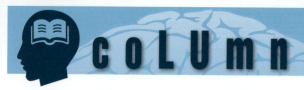

神経細胞を伝わる情報の正体

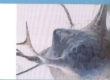

脳の中では神経細胞が情報をやりとりしている（→p66）。その情報は電気によって伝えられる。ただし、電気といっても、家電製品やコンピュータなどに使われる電子ではない。電子を帯びた粒子であるイオンが使われているのだ。

■ ナトリウムイオンを通す穴がある

世の中にはたくさんのイオンがある。神経細胞が使うイオンの中で、最も重要なのはナトリウムイオンだ。なぜ重要なのかは解明されていないが、このナトリウムイオンに塩素イオンとカリウムイオンを加えた3つを組み合わせ、神経細胞は電気を発生させている。

神経細胞は細胞膜に囲まれており、この膜によって内と外に分けられている。内と外には電位の差があり、内側がマイナス、外側がプラスになっている。これは神経細胞に限らず、すべての細胞に共通する。

神経細胞がほかの細胞と違うのは、細胞膜の中にナトリウムイオンを通す穴をたくさん持っていること。この穴をチャネルという。神経細胞のチャネルは、細胞膜の内と外の電位差（プラスとマイナスのバランス）が崩れると、それを感知し、穴をパッと開く。その瞬間、ナトリウムイオンが外から内にどっと流れ込む。

これにより、そのチャネル付近の電位差が崩れる。すると、となりにあるチャネルも電位差の異常を感知し、穴をパッと開く。すると、そのとなりのチャネルも…と連鎖反応を起こす。穴が開く時間はおよそ1000分の1秒なので、この瞬間的な動きがドミノ倒しのように伝わっていく。

この時、内と外の電位差が崩れた部分（活動電位〈スパイク〉）が、神経細胞を伝わる情報の正体であり、活動電位が海の波のように神経線維の方向に伝わっていくことで情報が伝わるのである。

■ ナトリウムイオンを通すチャネル

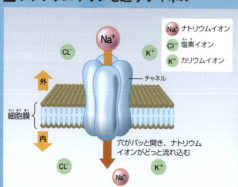

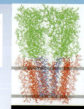

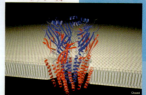

上は、神経筋接合部に発現しているアセチルコリン受容体（AChR）を、低温電子顕微鏡で撮影して解析された立体構造。イオンを通すチャネル（穴）が開く機構がわかる。下は、解析された立体構造をもとに作製された模式図。
提供：国立大学法人　名古屋大学　細胞生理学研究センター

第2章

心の一生

私たちの心は、いつ・どこで生まれ、
どのように成長していくのだろうか。
心と脳はどのようにかかわっているのか。
受精から誕生、思春期、高齢期まで、
心の一生を追いかけてみよう。

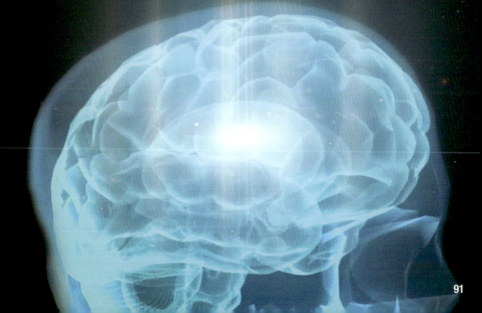

2章 心の一生
脳の発達

■ヒトの脳の発生と発達

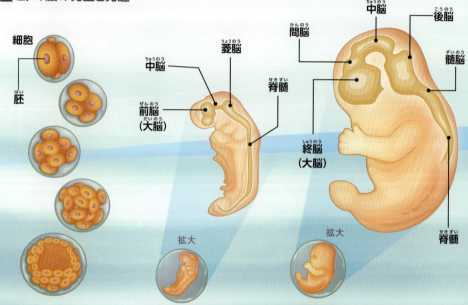

受精
卵子が精子と出合って受精をすると胚になり、細胞分裂を繰り返して、細胞の数を増やしていく。受精後約3週間で脳のもとになる神経管ができる。(→P94)

受精後約5週
手足が魚のひれのような形になる。前脳、中脳、菱脳のふくらみが見える。脊髄で神経細胞がつくられる。

受精後約7週
身長が2cm以上になる。脊髄の神経細胞がすべて完成し、大脳で神経細胞がつくられ始める。

■進化の過程をたどる脳の発達

受精後約3週間で、ヒトの脳のもとになる神経管の形成が始まる。その後、神経管では特殊な機能を持つ部分に分かれる「分化」が起きる。後に大脳・間脳になる「前脳」、「中脳」、橋・小脳・延髄になる「菱脳」への分化に始まり、ヒトの脳へと形づくられていく。

大脳での神経細胞の分化は、受精後17週頃に終了し、大脳皮質の神経細胞の数は、この時の約150億個をピークに増えることはなく、以後、少しずつ減っていく。受精後20週で、脳の基本構造はほぼ完成され、神経細胞はその後、ネットワークを広げていく。

受精後、脊椎動物が共通して持つ神経管から、脳幹と脊髄だけの原始的な魚の脳機能の状態を経て、大きな大脳を持つヒトの脳へと進む発生は、進化の過程をたどっているようにみえる。この考え方を反復仮説という。

脳の発達

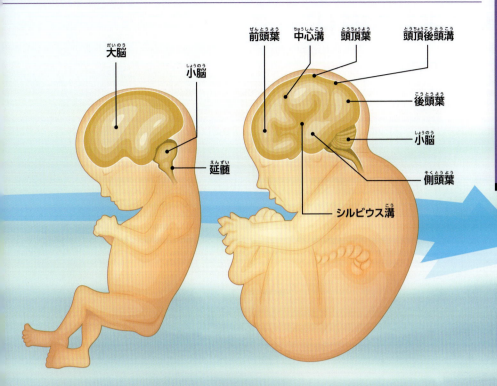

受精後約17週
身長が20cmほどになる。大脳皮質の神経細胞の数が150億個程度に達し、これ以降は増えることなく少しずつ減少していく。

受精後約26週
脳の基本構造が整い、大脳表面の溝などが現れる。脳幹の完成が近づくとともに、音や光への反射、呼吸につながる運動が始まる。

胎児の脳の性分化

　胎児の脳は、最初はすべて女性型であると考えられている。男の胎児の場合は、受精後7週くらいに精巣ができ、14〜20週に、男性ホルモンであるアンドロゲンが分泌され、男性型の脳になるとされている。

　近年、胎児の脳の性分化障害に目が向けられ、アンドロゲンが分泌される時期に、母親にストレスがあると、分泌が抑えられ、脳の男性化を妨げるのではないかといわれている。

　ただ、性分化については、まだ動物実験による検証で、ヒトに関してはわかっていないことも多い。

2章 心の一生

脳の形成

■ 神経管の形成

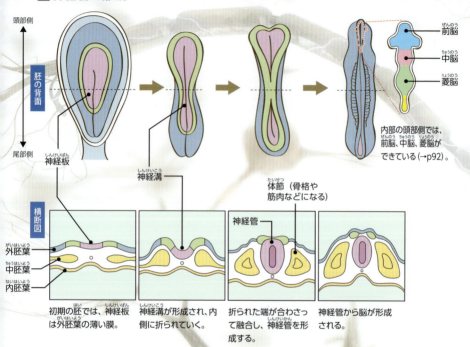

■ 神経板から形成される脳

　ヒトの脳の形成が始まるのは、受精後、約3週からだ。受精後にできた胚の始まりは、内胚葉、中胚葉、外胚葉からなる平らな円盤で、この頃、外胚葉から起こる神経板がすべての神経系のもとになる。次の段階として、神経板に神経溝と呼ばれる1本の溝ができる。神経板は神経溝に沿って徐々に内側に折りたたまれていき、チューブ状の神経管になる。

　神経管は最初、頭部から尾部までの1本の管になっているが、チューブの膜が厚くなって隆起する部分ができ、大脳、間脳、中脳、小脳、延髄、脊髄などへ分化する。

■ 神経細胞の発生

　神経細胞のもとになるのが、神経管の膜の中にある、マトリックス細胞と呼ばれる細胞だ。

　マトリックス細胞は、神経管の膜の中で、エレベータで上下するように動きながら細胞分裂をする。細胞分裂をしたうちの1つの細胞は離れて神経細胞になり、残ったほうはさらに細胞分裂をする。

　できた神経細胞は、チューブの外側に付け加わっていき、樹状突起を伸ばし、神経回路を形成していく。

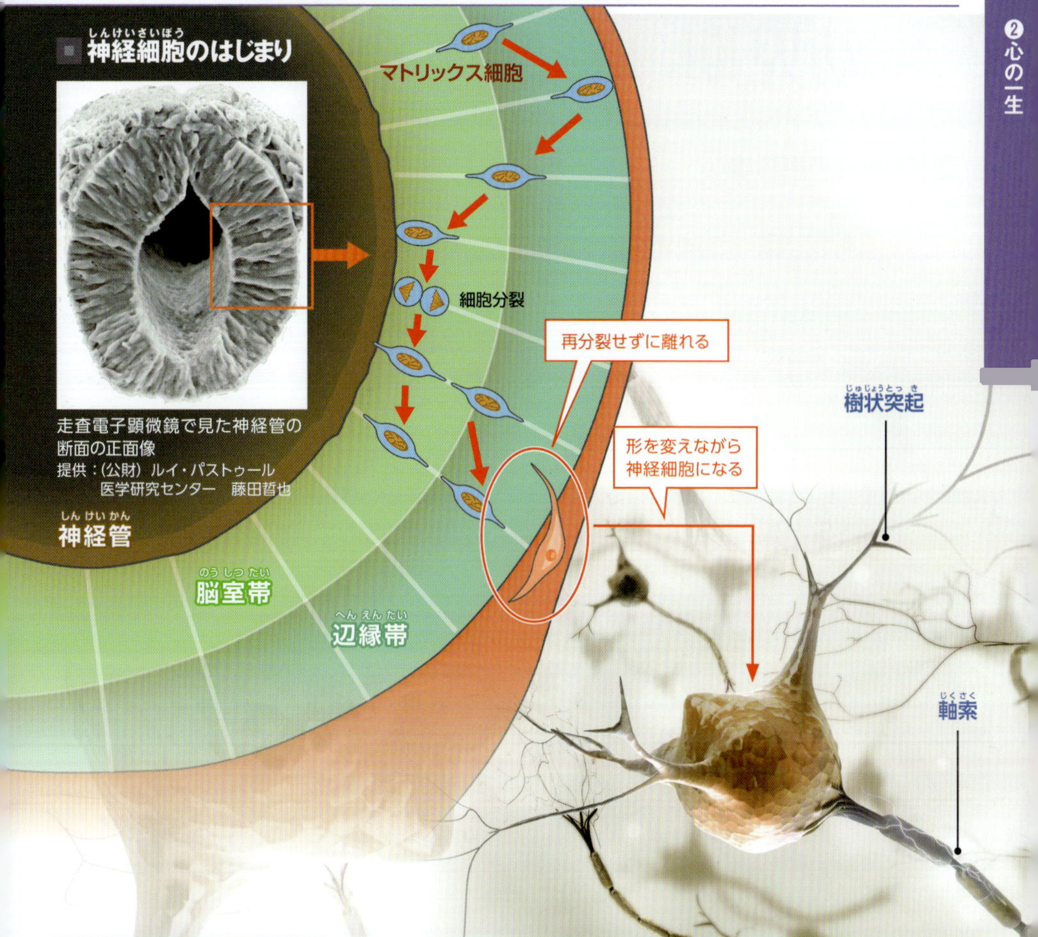

脳の形成

❷心の一生

神経細胞のはじまり

マトリックス細胞

細胞分裂

再分裂せずに離れる

形を変えながら神経細胞になる

樹状突起

軸索

走査電子顕微鏡で見た神経管の断面の正面像
提供：(公財) ルイ・パストゥール医学研究センター　藤田哲也

神経管

脳室帯

辺縁帯

脳研究と新技術

　この数十年で、脳の発生や発達のしかたに関する解明が進んできたが、その背景には、遺伝子関連の技術の発達がある。中でも、脳研究の発展に貢献している技術が、遺伝子工学を用いて人為的に特定の遺伝子情報を欠落させるノックアウト動物を作製する技術だ。

　2012年には、DNA切断酵素Cas9（キャスナイン）が発見され、特定のDNAを従来よりも簡単に削除したり、挿入したりするDNAの編集技術が開発された。ノックアウト動物をはじめ、遺伝子改変動物が作製しやすくなったことから、脳の機能解明に役立つことが期待されている。

心の一生

幼児期 成熟への再編成

■ 神経回路の再編成

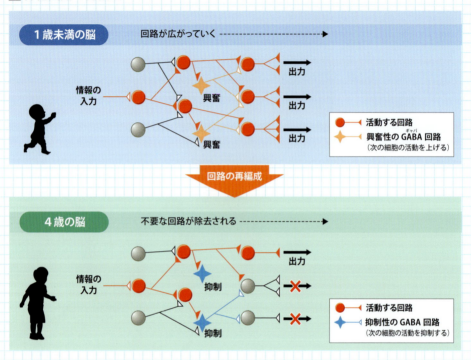

■ 神経細胞のネットワークを再編成

　母親の胎内で、胎児は脳の基本的な構造を備えて生まれてくる。しかし、ヒトが行う精緻な動きを発揮するには、神経細胞のネットワークを整える必要がある。

　そのためには、単純に考えると、神経細胞の数を増やし、手当り次第にネットワークを広げればよいように思えるが、脳の機能はそれとは異なる方法をとることが1970年代に明らかになった。

　神経細胞の数は、胎内にいるうちにピークに達し、その後は徐々に減っていく。神経細胞同士のつなぎ目であるシナプスの数も、1〜3歳まで急激に増やした後は、徐々に刈り込んで整理していくのだ。

　これは、必要以上に多くの神経細胞がつながっていると、目的の動きを行う神経回路以外でも情報の出力が起こり、細かい動きができないためだと考えられる。たとえば、1歳の子どもは「チョキ」の手をするのが難しい。これは人差し指と中指だけを伸ばそうとするとほかの指も伸びてしまうためだ。そこで不要な回路を除き、神経細

幼児期 成熟への再編成

■ サリーとアンの課題

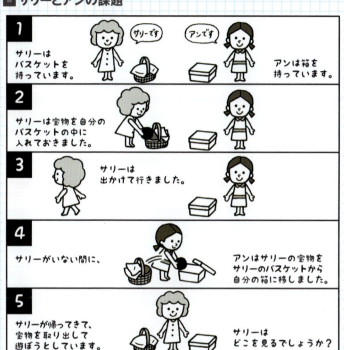

課題を行っている人は、宝物がアンの箱にあることを知っているが、留守をしていたサリーは、バスケットから箱に移されたことを知らない。そのため「バスケット」が正解だが、他者の状況が想像できないと「箱」と答える。

胞の再編成を行うのだ。

　この時期、神経細胞間の情報伝達を介在する神経伝達物質、GABA（γ－アミノ酪酸）に対する反応にも変化が現れることがわかってきた。

　ある神経細胞が、GABAを放出したとする。GABAを受け取った細胞は、1歳の脳では、興奮（電気信号を発生させて情報を伝える）するが、成長とともに抑制（情報伝達を抑える）の反応を示すようになる。反対の反応へと変化することで、必要以上に情報が広がることを防ぐのだ。

■ 他者に対する理解が進む

　神経細胞の再編成が行われる時期になると、自分だけではなく、他者の状況を理解するようになる。相手の気持ちが読み取りにくい症状が現れる自閉症（→p170）は、この時期の神経細胞の刈り込みが正常に機能しなかったことが一因とも考えられている。

　上の「サリーとアンの課題」では、他人であるサリーの状況を想像する必要があり、自閉症の診断で利用される。多くは4、5歳になると正解できる。

心の一生

思春期以降 若い脳

■ 性ステロイドホルモンと脳

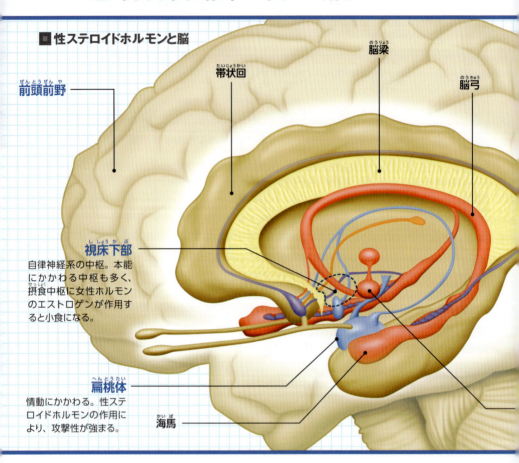

前頭前野

帯状回

脳梁

脳弓

視床下部
自律神経系の中枢。本能にかかわる中枢も多く、摂食中枢に女性ホルモンのエストロゲンが作用すると小食になる。

扁桃体
情動にかかわる。性ステロイドホルモンの作用により、攻撃性が強まる。

海馬

■ 遅れて成熟する前頭前野

　思春期になると、感覚などにかかわる頭頂葉や側頭葉では神経回路の再編成が終わり、成熟した脳になっている。しかし思考や創造性を担い、複雑な認知行動を制御する前頭前野の再編成は遅い時期に行われる。

　思春期の若者が判断力を欠いたり、感情的になったりするのも、このことが関連していると考えられている。

■ 性ステロイドホルモンの影響

　思春期になると、休止していた精巣や卵巣の活動が再び始まり、男性ホルモン（アンドロゲン）や女性ホルモン（エストロゲン）などの性ステロイドホルモンを分泌する。それによって、体毛の発生や声変わりなど体の性別化が起こるが、性ステロイドホルモンは、脳にも作用する。

　性ステロイドホルモンが作用するのは、

思春期以降　若い脳

❷心の一生

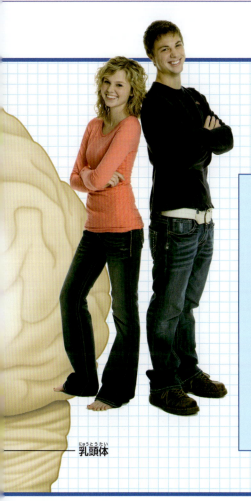

乳頭体

思春期から青年期に発症する統合失調症

　近年、若い世代にうつ病が増えたといわれるが、いわゆる「新型うつ病」は医学的には病気であると認められていない。

　脳にかかわる疾患で、若い世代での発症が多いのは、統合失調症で、10歳代後半から30歳代の患者が多く、ピークは10代後半から20代。およそ100人に1人が発症している頻度の高い疾患だ。

　幻想や妄想の症状が特徴的で、原因はわかっていないが、進学や就職など人生における進路の変化が契機となることが多いとされる。

　統合失調症は発症頻度が高く、若い世代に多いうえ、患者の周囲も本人も気づきにくい。周囲が早く気づけば、早期の治療につなげることができる。

　おもに扁桃体や視床下部をはじめ、中脳、橋、延髄など、進化の早い段階でできた、いわゆる「古い脳」と呼ばれる部分である。この作用によって、性腺（精巣・卵巣）の機能をはじめ、食べる量や攻撃性などにおいて男女差が出てくる。

　攻撃性に関しては、性ステロイドホルモンが、恐れや怒りなどの情動を司る扁桃体に作用することで強くなる。さらに、性ステロイドホルモンが腹内側視床下部に働き

かけグルタミン酸の分泌を増加させると、攻撃性が増す。ただし、攻撃性が増すのはオスに関してのみで、メスでは、性行動や出産に影響することがある。

　前述のように、前頭前野はゆっくり成熟するため、前頭前野の成熟が遅れると、性ステロイドホルモンによる影響を制御できなくなり、いわゆる「キレる」状態の脳になってしまうのではないかと考えられている。

心の一生

2章 高齢期 老化のメカニズム

高齢者の脳

●認知症患者と健常高齢者の脳（MRIで撮影）

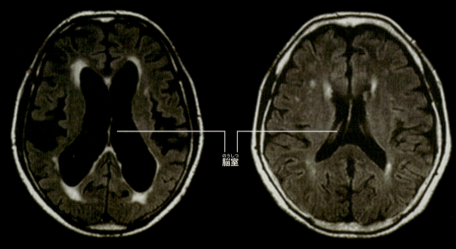

▲認知症患者（82歳）　　▲健常高齢者（76歳）

脳室

認知症患者の脳は、健常高齢者の脳に比べ、脳表面の萎縮が著しく、脳室も拡大している。ただし、この画像だけでは認知症と判断はできない。

脳の老化とは

　ヒトの脳の老化について、わからないことは多い。出生後、脳を構成する神経細胞は増加も再生もしないが、高齢になって大きく減ることもない。神経細胞のネットワークを再編成しながら20歳くらいまで脳の成熟を図り、40歳頃になると、病気でなくとも、多くの人で加齢とともに脳が萎縮していることがCTやMRIの画像でわかる。

　こうした変化とともに、記憶する能力や、時間や場所を認識する能力などをはじめとする認知機能も少しずつ退化する。そのため、少々忘れっぽくなったとしても脳に異常がない生理的な物忘れであることが多い。

　正常な知的機能が低下し、自立した生活が困難になると認知症とされる。認知症患者のMRI画像を見ると、脳の萎縮が見られるが、前述のとおり、通常でも萎縮するため、それだけでは判断されず、認知テストなどを用いて診断される。

　認知症例の約半数とされるアルツハイマー型の認知症では、近年、発症に関与していると推定される遺伝子の発見や、発症しやすさにかかわる危険因子、アポリポタンパクE4という物質が見つかるなど老化解明

高齢期 老化のメカニズム

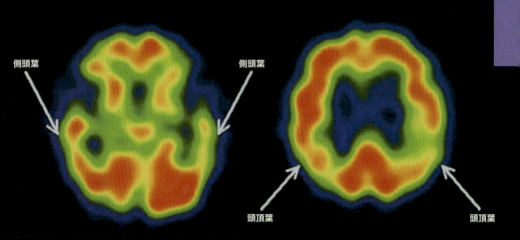

●認知症患者の脳血流（単一光子放射断層撮影＜SPECT＞で撮影。脳を水平に切った画像）

側頭葉　　側頭葉

頭頂葉　　頭頂葉

矢印が指している側頭葉、頭頂葉の血流が低下している。
アルツハイマー型認知症に特有の症状。

提供：(公財)循環器病研究振興財団

への手がかりが明らかになりつつある。
　日本の認知症患者は、さらに増えるとするデータもある（厚生労働省）。高齢化が進むなか、老化のメカニズムの解明に寄せる期待は大きい。

■シータ波と記憶力

　脳そのものだけでなく、脳から生じる電気信号、脳波の研究も進んでいる。脳波には、アルファ波、ベータ波などがあり、今、記憶力と関連があるとみられているのがシータ波だ。シータ波は、ほかの脳波が大脳皮質から出るのとは異なり、記憶にかかわる海馬から出る。新しい場所を探索したり、何かに興味を持ったりした時、積極的に情報を欲する時に出る脳波だ。

　実験では、若いウサギはシータ波の有無にかかわらず円滑に記憶する一方、年老いたウサギはシータ波が出ていないと記憶力が著しく低下する。しかし、シータ波が出ていれば若いウサギに劣らないという結果も出ている。このように老化の象徴ともいえる記憶力の低下の原因が脳そのものの能力よりも意欲の有無であるなら、シータ波の研究は記憶力改善への糸口をみつける可能性を持っているといえるだろう。

column

バイリンガルと脳の関係とは

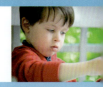

日本語と英語など、2カ国語を自在に操るバイリンガル。英語などの外国語を身につけるには、できるだけ幼い頃から学習を始めたほうがよいといわれている。その根拠は何か。脳の働きから考えてみよう。

■赤ちゃんはLとRを聞き分ける!?

乳幼児は、学習や経験などによって脳の働きが変わりやすい時期がある。これを感受性期と呼ぶ。

脳に感受性期があることは、動物の実験から明らかになった。有名なのは、生まれたばかりの鳥のヒナが、目の前で動くものを親鳥と思い込み、追いかける現象（動物学者のローレンツが発見した刷り込み）だ（→p108）。

猫による実験もある。生まれたばかりの子猫を縦縞しか見えない環境で育てたところ、脳の中で縦縞に反応する神経細胞が増加し、横縞に反応する神経細胞が減少。そして、横縞を見る能力が悪くなることがわかった。こうした変化は、サルやヒトにも起こることがわかっている。

感受性期は視覚だけでなく、言語の習得にも関係する。たとえば、音の聞き分けだ。英語を学ぶ時、LとRの聞き分けに苦労した人は多いだろう。しかし、ある実験で生後6～12カ月の赤ちゃんに英語を聞かせたところ、LからRに音が変わると脳波が変化したといわれる。つまり、感受性期の脳はLとRを自然に聞き分けているのだ。

また、母語以外の言語において、文法力を習得するピークは7歳といわれており、それ以降は習得力が落ちていくという。こうしたことから、自分の子どもをバイリンガルにするなら、感受性期である乳幼児の頃から外国語に親しませるのが有効といえるだろう。

■脳の感受性期に与えるとよい刺激

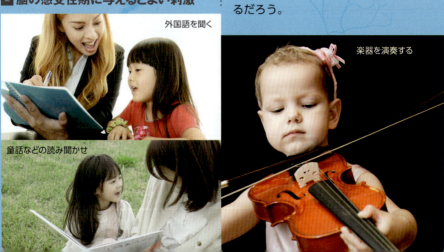

外国語を聞く

童話などの読み聞かせ

楽器を演奏する

第3章
脳と心の不思議

脳と心の関係は、最新の科学を使っても
解き明かせない無数の謎に包まれている。
だからこそ、私たちの探究心が刺激される。
ここでは最新の知見をふまえ、
脳と心の不思議に迫っていこう。

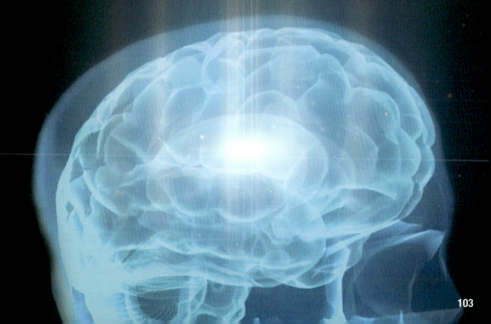

脳と心の不思議

3章 効果的な記憶術が知りたい！

■記憶のしくみ

　日常、記憶力を向上させたいと感じる場面は多いだろう。好きなことは覚えやすいのは、誰もが経験的に知っているが、覚えなければいけないことに、興味があるとは限らない。では、効果的な記憶術があるのかといえば、それは、繰り返し覚えることだとわかっている。

　記憶は、記憶する時間によって、短期記憶と長期記憶の2種類に分けられる。記憶力にかかわるのは長期記憶で、主に海馬が担っている。海馬で覚えるべき情報だと判断されると、情報を大脳皮質に送り、その記憶は大脳皮質に貯蔵される。

　貯蔵といっても、コンピュータのように専用の細胞で記憶させたデータをフォルダに収めておくわけではない。海馬から送られた記憶の情報は、電気信号として大脳皮質の神経細胞を刺激する。その刺激が強いほど、多くのシナプスが組み合わされて伝達の効率が増し、特定の電気信号が通りやすい回路ができる。その回路が長時間持続することで記憶が保たれるのだ。記憶を引き出す時は、その回路に電気信号が流れることで思い出す。

■記憶のカギを握るスパイン

　近年、記憶を定着させることにかかわる神経細胞の構造が明らかになった。それが神経細胞の樹状突起にある「スパイン」だ。スパインとは「棘」の意で、シナプスの情報を受け取る側にできた突起である。

　繰り返し学習によって同じ情報を何度もインプットすると、同じスパインに繰り返し情報が伝えられる。すると、特定のスパインが大きくなっていくことがわかってきた。スパインが大きくなると、信号を効率的に受け取ることができるようになるという。

　また、スパインは、学習機会の有無にかかわらず変動をしていて、小さいスパインのうちは、さまざまな要素で自然消滅しやすい。しかし、繰り返し情報が入り、スパインが大きくなると消滅しにくくなる。

　つまり<u>繰り返し学習してスパインを大きくすることで、記憶が安定化する</u>。

■ 海馬から大脳へ

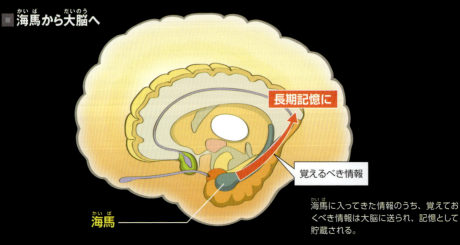

長期記憶に

覚えるべき情報

海馬

海馬に入ってきた情報のうち、覚えておくべき情報は大脳に送られ、記憶として貯蔵される。

つながる神経細胞

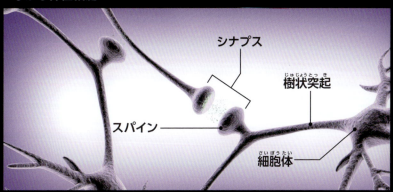

- ● 2光子光学顕微鏡で見たスパイン

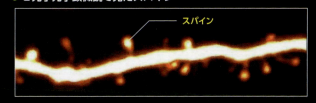

顕微鏡の発達によって、よりはっきり形が見られるようになった。

- ● 刺激により、大きく活発になるスパイン

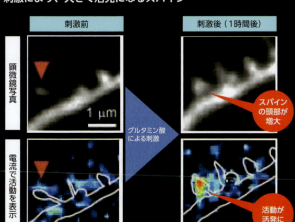

神経伝達物質のグルタミン酸をスパインに伝達する様子を観察した実験。グルタミン酸によって情報を反復的に伝達する状況をつくると、スパインの頭部が大きくなり、それが1時間以上継続する様子が見られる。

提供：東京大学大学院医学系研究科　河西春郎

脳と心の不思議

やる気スイッチを押すには?

■ やる気は脳でつくられる

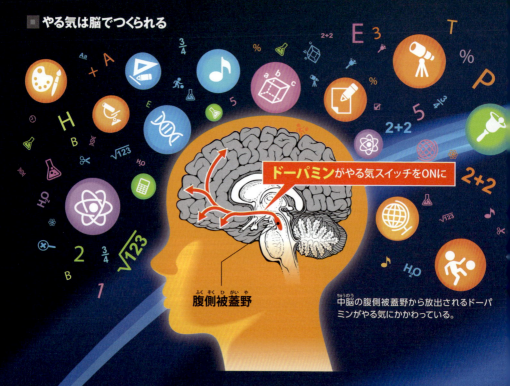

ドーパミンがやる気スイッチをONに

腹側被蓋野（ふくそくひがいや）

中脳の腹側被蓋野から放出されるドーパミンがやる気にかかわっている。

■ 意欲を引き出すドーパミン

勉強させたい子どもを持つ親も、向かわなければならない課題を先延ばしにしている大人も、押せば意欲が出る「やる気スイッチ」があればどれほどよいかと思っているだろう。

やる気が出るきっかけは、動機づけ（モチベーション）と呼ばれる欲求である。たとえば、私たちが毎日当たり前のようにとっている食事も、「食べたい」という欲求である食欲がなければ、自分から食べ物を調達したり、料理をしたりすることはない。そして、そのモチベーションを保たせるやる気スイッチを押すのが、神経伝達物質、ドーパミンだ（→p70）。

たとえば、欲求に従って食べて、食欲を満たすと、脳は生命維持にとって必要な、良いことが起きた（必要な欲求が満たされた）と判断し、中脳の腹側被蓋野という部分から、ドーパミンを放出する。ドーパミンは、食事に限らず、良いことをしたと判断されると放出され、同時に、気持ちよさももたらす。ヒトは、良いことの「報酬」としてもたらされるこの快感を再度得るために、また良いことをする。このドーパミンがやる気スイッチをオンにする役目を果たしているのだ。

■ドーパミンがもたらす快感

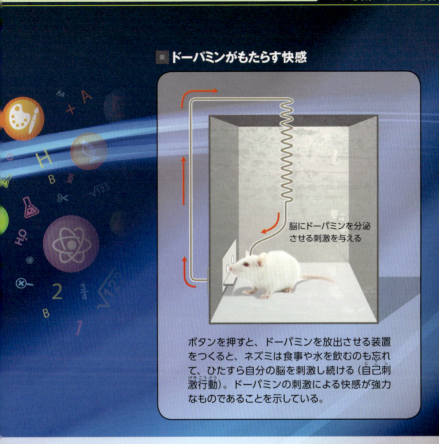

脳にドーパミンを分泌させる刺激を与える

ボタンを押すと、ドーパミンを放出させる装置をつくると、ネズミは食事や水を飲むのも忘れて、ひたすら自分の脳を刺激し続ける（自己刺激行動）。ドーパミンの刺激による快感が強力なものであることを示している。

■スイッチを入れるには

　ドーパミンのもたらす快感が引き起こす行動に関する代表的な実験がある。ネズミの脳に電極を刺し、電流で刺激するとドーパミンを放出するようにして、そのネズミを箱の中に入れる。箱の中にはボタンがあり、それをネズミが押すと脳に電流が流れ、ドーパミンが放出されるしくみだ。

　ネズミは、最初の頃はボタンを押した後に一旦はボタンから離れるが、次第に、自由に歩き回れるにもかかわらず、ボタンから離れず、体が衰弱するまで押し続けるようになる。これを自己刺激行動という。ドーパミンがもたらす快感はそれほど魅力的なのだ。

　当然ながら、ヒトは強制的にドーパミンを出すことはできないが、たとえば、子どもが勉強する習慣を強化したいなら、勉強すると（ボタンを押すと）ドーパミンが出るようにすればよいということになる。勉強すると良いことがあるから、また勉強したくなるという循環をつくることだ。

　そのためにはまず、勉強をしたいと思うきっかけをつくり、勉強することで、ほめられたり、認められたりして「良いこと」だと脳が判断するような環境づくりをすることが必要なのかもしれない。

脳と心の不思議

3章 脳は一生成長する？

変化し続ける脳

脳の基本が定まる感受性期

ヒトの感受性期は多くのケースで9歳くらいまでといわれる。視神経など、この時期までに発達していないと、その後は発達しにくい機能がある。

9歳くらい

■ 基本構造は感受性期までに決定

脳は千数百億個もの神経細胞が互いにつながり合い、回路をつくることで特定の機能を持つ。この神経回路については、一生のうちの決まった時期にある程度の基本構造がつくられると考えられている。

ヒトは1～3歳で、神経細胞のつなぎ目であるシナプス（→p68）を急激に増やした後、刈り込んでいく。このように神経回路を柔軟に変化させて土台を完成する時期を感受性期（以前は臨界期と呼ばれた）といい、この時期を過ぎると、その後は発達しにくい機能もある。

この時期は、ふ化したばかりの鳥のヒナが親を認識する過程の研究で発見された。

鳥はふ化して最初に見た親鳥やそれに代わる動くものを親だと認識して追いかける。だが、この現象（ローレンツ刷り込み）が起こるのは、ふ化後24時間までで、それ以降は神経細胞に親のイメージを刻みつけることができなくなる。

また、生後3カ月間、子猫の片目を閉じてしまうと、その後は光の刺激に反応する視神経は形成されない。これも感受性期によるものだ。

■ 可塑性が広げる能力の可能性

ヒトの場合、感受性期は多くのケースで9歳くらいまでと考えられている。感受性期を過ぎてから、さらに神経細胞がつながり、20歳の頃、脳神経のネットワークが完

脳は一生成長する？

❸ 脳と心の不思議

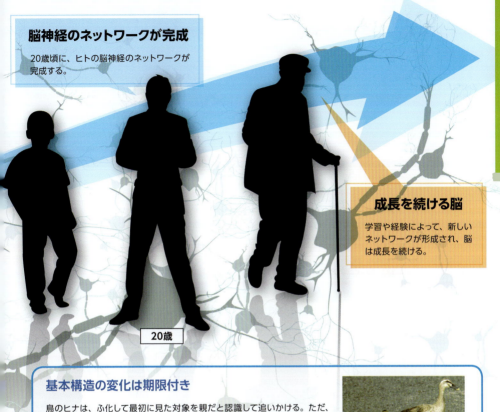

脳神経のネットワークが完成
20歳頃に、ヒトの脳神経のネットワークが完成する。

成長を続ける脳
学習や経験によって、新しいネットワークが形成され、脳は成長を続ける。

20歳

基本構造の変化は期限付き
鳥のヒナは、ふ化して最初に見た対象を親だと認識して追いかける。ただ、その現象が起こるのはふ化して24時間後までで、その後は、脳神経に親のイメージは刻まれない。ローレンツ刷り込みと呼ばれるこの現象の発見が、脳の基本構造の決定に、期限があることがわかるきっかけとなった。

成する。
　その後は成長が止まってしまうのかというと、そうではない。それ以降も学習や経験を生かして新しい脳のネットワークをつくっていく。このように脳が生涯にわたり変化することを脳の「可塑性」といい、ヒトは人生で得た、いろいろな経験や知識を脳回路に蓄えることで、ネットワークをカスタマイズしていくのだ。
　可塑性があることは、個人の可能性を広げる。つまり、生まれた瞬間は、遺伝子で決まる能力に圧倒的に左右されるが、脳に可塑性があることで、学習や訓練によって先天的な不利を覆し、脳が健康である限り、能力をつけ加えていくことができるのである。熟練した職人の技術はまさに、脳の可塑性によって新しいネットワークが構築されることで獲得できるのだ。
　生物の進化の過程においても、可塑性の高い動物が生き残ってきた歴史があり、霊長類では特に高い可塑性が認められる。近年、特に海外では、可塑性に代えて「可鍛性（マリービリティ）」という言葉が使われ始めている。

脳と心の不思議

臨死体験の正体とは？

■ 最期の美しい風景は脳がつくる

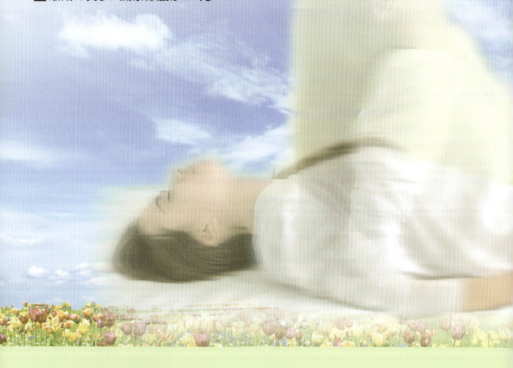

■ 魂の体験か、脳の仕業か

 ヒトにとって大きな問題の１つに死がある。死は、多くの場合、恐怖の対象であるが、同時に興味を引く対象でもある。
 ヒトは死んだらどうなってしまうのか。死とは何なのか。その謎を解くカギとして、臨死体験に注目している人たちがいる。
 臨死体験とは文字どおり、死に臨んだ時の特別な体験だ。世界中に、事故や病気などで死の間際にまで迫ったものの奇跡的に一命を取り留めた人たちがいる。その人たちの中には、生死をさまよう間、「自分や自分を取り巻く医療関係者たちの姿を上から見下ろした」とか、「トンネルのようなものをくぐった先に花が咲き乱れる明るい場所があった」「先に死んだ親や恋人たちと出会った」などの体験をしたと語る人たちがいる。
 このような臨死体験については、死の苦痛に耐えるために脳がつくり出した脳内現象説などが唱えられているが、人間の体に宿った魂が抜け出して本当に体験したものだとする魂存在説などの説を否定するだけの明確な証明はまだなされていない。
 脳内現象説の一例として挙げられるのは、フォルス・メモリー（まちがった記憶）仮説だ。脳は自分が経験していないことでも、

臨死体験の正体とは？

❸脳と心の不思議

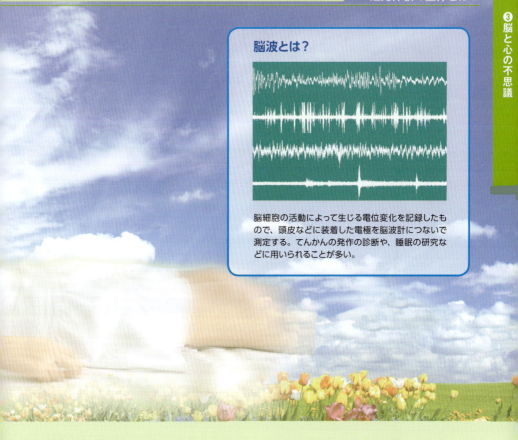

脳波とは？

脳細胞の活動によって生じる電位変化を記録したもので、頭皮などに装着した電極を脳波計につないで測定する。てんかんの発作の診断や、睡眠の研究などに用いられることが多い。

あたかも自分が経験したことであるような記憶を持つことがあり、その記憶が関係しているという説だ。これにかかわるのが海馬、扁桃体、視床下部などがある大脳辺縁系で、夢を見ている時も深くかかわっている部分だ。

■心停止で脳が活発に？

2013年にはさらに一歩進んだ研究論文が発表された。ネズミに麻酔薬を投与して心停止の状態をつくり、脳波を測定すると、心臓が停止してから約30秒もの間、脳が活動を続けるというものだ。

心停止のような臨死状態になると脳の機能も低下すると考える人が多いだろうが、この研究結果によると、臨死状態に置かれた脳は、覚醒状態よりも活発に活動していることを示す電気信号を発していたという。窒息状態に置かれたネズミでも、同じように脳の活動が活発だった。

この結果から、心臓が停止し、酸素やブドウ糖の量が減少してくると、脳の活動が刺激される可能性が示された。

生還した人によって語られてきた臨死体験は、脳の活動によるものなのか、魂の経験によるものなのか。まだ明らかにはなっていないが、脳研究の成果によって、科学の枠組みで語る準備が整いつつある。

「好き」「嫌い」に理由がある?

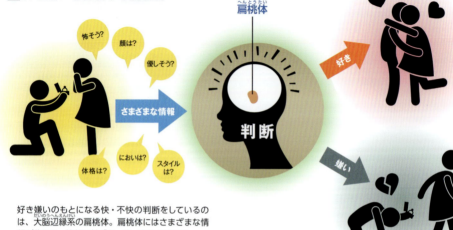

■ 好き嫌いを左右する扁桃体

好き嫌いのもとになる快・不快の判断をしているのは、大脳辺縁系の扁桃体。扁桃体にはさまざまな情報が集まり、情報に基づき、快・不快を決める。

■情動にかかわる扁桃体

ヒトは感情の動物といわれることがある。つまらないことで怒ったり、映画を観て涙したり、溺れている子どもを助けようと川に飛び込んだりと、感情に流されて、論理的に考えればしない行動をしてしまう。

感情ももちろん、脳によって生み出されている。脳の中で、愛情、憎悪、嫌悪、喜び、羞恥心、恐怖、不安といった情動を司っているのは、大脳皮質の内側に位置する大脳辺縁系である。

大脳辺縁系の中でも情動に深くかかわっているのが扁桃体だ。扁桃体は情動の中枢と呼ばれ、感情の源となる「快・不快」や「恐い・恐くない」などを判断している。また、記憶の中枢である海馬とも関係が深く、判断には、過去の記憶なども参考にしている。

大脳辺縁系は進化の過程において、大脳皮質よりも早い時期からある「古い脳」であるため、扁桃体での好き嫌いの判断は原始的で、一目惚れや生理的な好き嫌いなどは、これに含まれるといってよい。

サルの扁桃体からはオレンジやリンゴといった好物や、ヘビやクモなどの苦手なものに反応する細胞が発見されている。扁桃体を破壊されたサルは、天敵のヘビでさえも食べようとしたり、同性や異種の動物と交尾したりと、異常な行動をとることが知られている。

■情報を集めて好き嫌いを判断

扁桃体が快・不快の判断をするためには、脳内のさまざまな部分からの情報収集が必要となる。

情報が集まる扁桃体

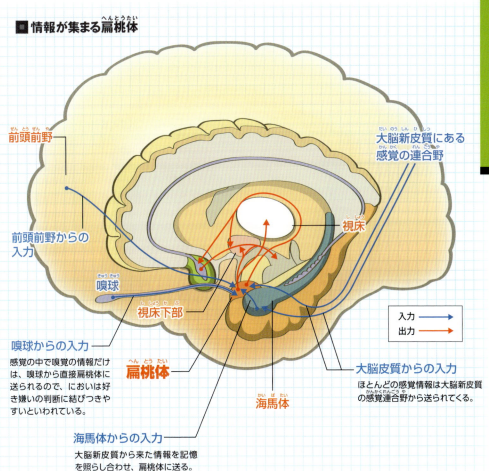

- 前頭前野
- 前頭前野からの入力
- 嗅球
- 嗅球からの入力
  感覚の中で嗅覚の情報だけは、嗅球から直接扁桃体に送られるので、においは好き嫌いの判断に結びつきやすいといわれている。
- 視床下部
- 扁桃体
- 海馬体
- 海馬体からの入力
  大脳新皮質から来た情報を記憶を照らし合わせ、扁桃体に送る。
- 大脳新皮質にある感覚の連合野
- 視床
- 大脳皮質からの入力
  ほとんどの感覚情報は大脳新皮質の感覚連合野から送られてくる。

入力 →
出力 →

「好き」「嫌い」に理由がある？

❸ 脳と心の不思議

　視覚情報や聴覚情報など、大脳新皮質（大脳皮質の中の新しく進化した領域）にある各感覚の連合野で処理された感覚情報は、扁桃体と海馬に送られる。感覚の中で、嗅覚の情報だけは大脳を介さず、直接に扁桃体に送られる。海馬に入ってきた情報は、過去の情報と照らし合わせて処理され、結果が扁桃体に送られる。
　扁桃体ではそれらの情報をもとに判断が下される。判断の結果は視床下部などに送られ、対応する器官に伝えられることで、血圧や体温、発汗などが調整され、身体的な反応や感情を生む。
　恋愛の場合は、実際には感情的な好き嫌いだけでなく、相手の趣味、性格、価値観、社会的な地位や財力など、さまざまな情報をよく検討したうえで判断することも多い。このような理性的な判断は、大脳皮質の前頭前野で行われる。前頭前野もまた、扁桃体に情報を送っている。

脳と心の不思議

3章 「つられちゃった」のワケ

■ 他者の動作に反応するミラーニューロン

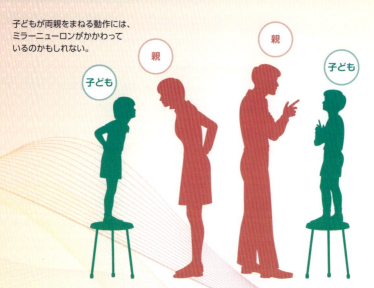

子どもが両親をまねる動作には、ミラーニューロンがかかわっているのかもしれない。

■ 共感を生むミラーニューロン

　コミュニケーションというと、言葉を使った伝達を思い浮かべるかもしれないが、ヒトが行うコミュニケーションは、顔の表情やしぐさといった言葉ではない手段を用いる非言語コミュニケーションに負うところが大きい。

　非言語コミュニケーションにおいては、ミラーニューロンと呼ばれる神経細胞が重要な役割を担っている。ミラーニューロンは、自分が目にした相手の表情やしぐさを、自分自身の表情やしぐさに重ね合わせる機能を持っている。まるで鏡に映すような働きをすることから、ミラーニューロンという名がついた。

　笑顔を向けられたら、つい自分も笑顔になってしまったとか、あくびがうつったなど、目の前の相手の表情や動作に「つい、つられちゃった」ということも、脳の機能によるものなのだ。

　視覚情報を処理する機能だけでは、相手が何をしているかを認識できても、その動作が何を意味しているのかはわからないが、ミラーニューロンが働くことで、脳内に自分がその体験をした時と同様の信号が流れる。すると、自分が相手の体験を追体験したような気持ちになり、相手の状態や気持ちをより深く理解できるようになる。これを共感といい、非言語のコミュニケーションに重要な機能なのだ。

■ 模倣や学習にもかかわる

　ミラーニューロンの持つ共感の機能は、元々は模倣の機能が転用されたものだ。サルを使った実験で、自分がバナナをつかむ時も、

「つられちゃった」のワケ

③脳と心の不思議

■ミラーニューロンがある場所

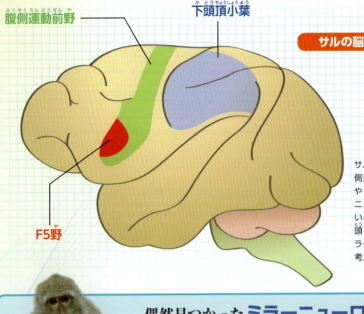

サルの脳

サルの場合、前頭葉の腹側運動前野にあるF5野や下頭頂小葉でミラーニューロンが確認されている。ヒトの場合、下前頭回の弁蓋部などにミラーニューロンがあると考えられている。

偶然見つかったミラーニューロン

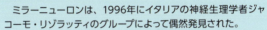

　ミラーニューロンは、1996年にイタリアの神経生理学者ジャコーモ・リゾラッティのグループによって偶然発見された。
　このグループではサルのF5野の活動パターンを調べていた。その休憩中に、研究者たちがアイスクリームを食べていると、それを見ていたサルの脳が反応したため調べてみると、サルが自分でエサを食べる時と同じ部分が反応していることがわかった。研究者たちが「食べる」行為を見て、自分がエサを「食べる」行為を重ね合わせていたのだ。この出来事がきっかけで、ミラーニューロンの存在がわかった。

　ほかのサルがバナナをつかむ動作を見た時も、同じように働くミラーニューロンが見つかった。このことから、ミラーニューロンは他者の行動を見て、その動作の意味を理解してまねることで、自分の知識や経験の幅を広げていくことにも役立っているとみられている。
　ヒトは生後間もない時から、両親の動作などをまねている。これもミラーニューロンがかかわる学習なのかもしれない。
　模倣や他者の心情の理解などが苦手な自閉症（→p170）の患者は、ミラーニューロンの機能に障害が起こっているのではないかと考えられているが、ヒトのミラーニューロンについてはまだわかっていないことが多く、研究の進展が期待されている。

3章 脳と心の不思議

夢を見るのはなぜ？

■ レム睡眠とノンレム睡眠

　睡眠には、レム睡眠とノンレム睡眠の2種類がある。レム（REM）とは、高速眼球運動（Rapid Eye Movement）のことで、睡眠中に眼球がまぶたの下で素早く動く状態のことだ。レム睡眠は、体はリラックスしていて、レムが起こっている浅い睡眠状態をいう。一方、ノンレム睡眠は、レムのない深い睡眠である。睡眠中は、この2種類が交互に訪れる。

　内容まで覚えているのは、起きる直前の夢であるため、覚えている夢は、おもにレム睡眠中の夢である。レム睡眠は90分周期で、1回10〜30分程度現れ、私たちが「夢」といって思い浮かべる、いわゆるつじつまが合わなかったり、奇想天外だったりする夢を見ることがある。

■ 記憶整理とひらめきの時間

　なぜ夢を見るのか、その理由はわかっていない。ただ、睡眠中の脳が行うことの1つに、起きている時の行動や記憶を再現、整理し、必要な情報を定着させることがあり、夢はその活動にかかわる可能性がある。学校の勉強などで、昼間はどうしても覚えられなかったことが、一晩寝たらあっさり暗記できていたという経験がある方も多いだろうが、それは定着の成果だ。

　それを裏付けるように、睡眠中の脳では、覚醒中に見られるα波が出ているうえ、記憶を担う海馬からは、記憶処理中に見られるθ波が出ているという実験結果がある。

　睡眠中の記憶の整理や定着に夢が関係するなら、なぜ、日常ではあり得ない荒唐無稽な夢を見るのだろう。

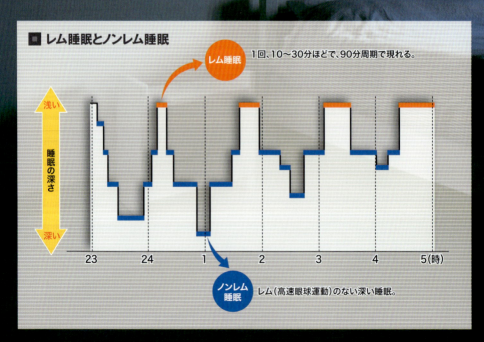

■ レム睡眠とノンレム睡眠

レム睡眠：1回、10〜30分ほどで、90分周期で現れる。

ノンレム睡眠：レム（高速眼球運動）のない深い睡眠。

夢を見るのはなぜ？

睡眠中の脳の活動

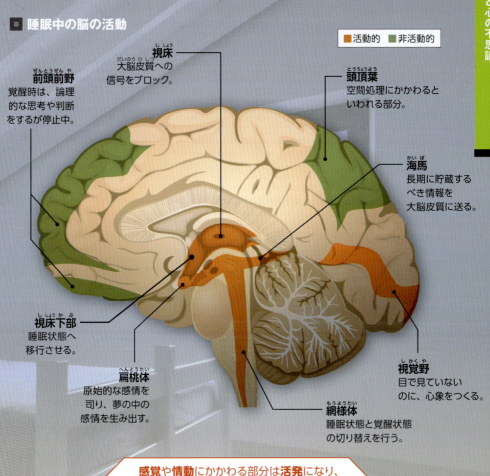

■ 活動的　■ 非活動的

前頭前野
覚醒時は、論理的な思考や判断をするが停止中。

視床
大脳皮質への信号をブロック。

頭頂葉
空間処理にかかわるといわれる部分。

海馬
長期に貯蔵するべき情報を大脳皮質に送る。

視床下部
睡眠状態へ移行させる。

扁桃体
原始的な感情を司り、夢の中の感情を生み出す。

網様体
睡眠状態と覚醒状態の切り替えを行う。

視覚野
目で見ていないのに、心象をつくる。

> 感覚や情動にかかわる部分は**活発**になり、**論理的な判断**にかかわる領域は**抑制**される

　それは、海馬や大脳辺縁系といった記憶にかかわる部分は覚醒しているものの、論理的な思考や判断を担う前頭前野は眠っているためだといわれる。海馬に保存された記憶などが無秩序に現れても、受け入れてしまうのだ。
　ただし、夢を無秩序にする、たとえば別の日の記憶が突然差し込まれることもまた意味があると考えられている。意識的には気づけなかったひらめきにつながっているというのだ。それは、ビジネスにおいて新しい企画をつくろうとする時に、あえて、まったく異なるものを組み合わせることにも似ている。夢のしくみの奥はさらに深そうだ。

3章 脳と心の不思議
脳はウソをつく!?

■ 記憶の信憑性と脳の活動領域

(A) 記憶が正しい時の活動

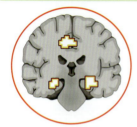
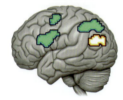

(B) 記憶が間違っている時の活動

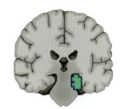
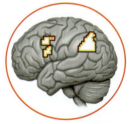

正しく思い出した時と、間違って思い出した時で、脳の活動領域が異なる

■ 活動が活発な領域
■ 活動が活発でない領域

出典：Kim & Cabeza, J Neurosci, 27:12190-7, 2007

図は、出典を基に作成

■「真」だと感じる「偽」の記憶

「百聞は一見にしかず」という言葉があるように、視覚からは1度に多くの情報が入りやすい。そのため、ヒトは視覚情報を重要視しがちだ。だが、私たちはこの世界を正確に見て、それを正確に覚えているのだろうか。

脳研究によって、視覚や記憶は私たちが思っているほど確実なものではないことがわかっている。特に私たちが「見た」と思っている記憶には、気をつけたほうがいい。たとえば、好きだった相手に、10年ぶりに再会したら、イメージが違っていたという経験はないだろうか。私たちは過去の思い出を自分の都合がいいように変更してしまうことがある。アメリカでは、DNA鑑定が導入されたことで冤罪が判明した最初の250人のうち、約75％は誤った目撃証言による被害者だったという。つまり脳はウソをつくのだ。

ヒトの記憶の信憑性について、どんなに自分の記憶が正しいと確信していても、その記憶が本当に正しい時（A）と、間違っている時（B）とでは、脳の活動領域が違うとする実験結果もある。意識の上では自分は正しいと思っていても、その記憶は間違っていることを脳は知っていることになる。

上の図のように、記憶が正しい時（A）は、記憶にかかわる海馬や扁桃体などを含む側頭葉内側部の活動が活発だが、間違っている時（B）は、大脳皮質の前頭葉、後頭葉で活発になる。この結果をみる限り、本能的な機能を持つ領域は真実を認識しているのに、高度な情報処理を行う大脳皮質の判断が間違ったとも考えられる。

脳はウソをつく!?

■脳が形を識別する方法

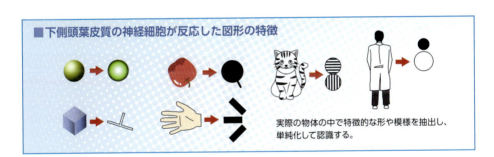

■隣の人と見えている世界が異なる

真偽だけでなく、同じものを同じ瞬間に見ていても、1人ひとりが同じように見えているとも限らない。

目がとらえた視覚情報は視神経を通って脳の一次視覚野へ送られる。そして、物体の空間的な位置関係を認識する背側視覚路と、見たものが何かを認識する腹側視覚路へと分かれて処理される。私たちが一枚の絵のように認識している視覚情報は、いくつかの経路に分けて処理した情報をもう一度集めて、再合成している。

また、腹側視覚路を通って処理が行われる下側頭葉皮質では、実際のものの形をそのままとらえるわけではない。図形に反応する神経細胞が柱状に集まった「コラム」構造になっていて、コラムの中の神経細胞は、単純化された特徴をもとに、図形に反応する。

コラム構造において、どんな形を、いくつ識別できるかは訓練によっても変化することもわかっている。その識別能力は生活環境や職業で変わっていくと考えられている。同じ何かを見ている隣の人と、自分が見ているものは同じではない可能性があるのだ。

脳と心の不思議

3章 「体で覚える」学習のしくみ

■ 小脳の内部構造

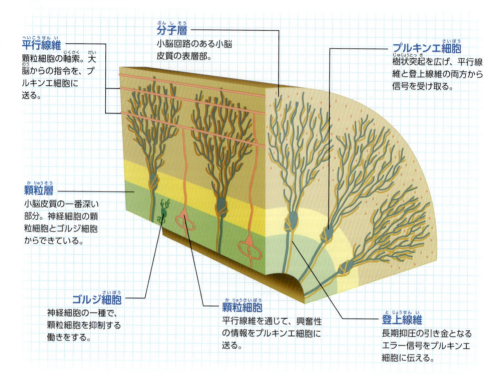

平行線維
顆粒細胞の軸索。大脳からの指令を、プルキンエ細胞に送る。

分子層
小脳回路のある小脳皮質の表層部。

プルキンエ細胞
樹状突起を広げ、平行線維と登上線維の両方から信号を受け取る。

顆粒層
小脳皮質の一番深い部分。神経細胞の顆粒細胞とゴルジ細胞からできている。

ゴルジ細胞
神経細胞の一種で、顆粒細胞を抑制する働きをする。

顆粒細胞
平行線維を通じて、興奮性の情報をプルキンエ細胞に送る。

登上線維
長期抑圧の引き金となるエラー信号をプルキンエ細胞に伝える。

■ 小脳にコピーして効率アップ

　学習とは新しい情報や知識を獲得することであり、学習した情報を保つことが記憶である。学習には、頭で知識を覚えるタイプのものと、運動や職人技のように体で覚えるタイプのものがある。
　頭で覚える学習は大脳が担っていて、長期にわたって神経細胞におけるシナプスの情報伝達効率を上げていく、長期増強というしくみで記憶する。
　一方、体で覚える学習は小脳や大脳基底核にある線条体が担っている。

　運動を司る脳とされる小脳でいえば、自転車やスキーなどを練習してうまくなっていく時などに機能すると考えられてきた。運動の場合、最初のうちは自分で意識しながら手足を動かすが、練習を重ねると考えなくても体が動くようになる。
　これは、初めのうちは大脳で制御して手足を動かしていた一連の動きのイメージを、小脳が運動モデルとしてコピーしてしまうことによる。だから、考えなくとも体が動くように感じるのだ。「体で覚える」は大脳の意識的な情報処理を小脳でコピーして、無意識に、また効率的に行えるようにする

「体で覚える」学習のしくみ

■大脳基底核の学習回路

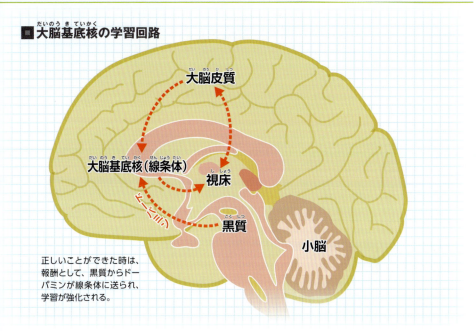

正しいことができた時は、報酬として、黒質からドーパミンが線条体に送られ、学習が強化される。

ことだといえる。
　近年では、小脳のこうした機能は運動だけでなく、思考においても発揮されることがわかってきた。1つの課題を考え続けていたら、ある瞬間にそれに関する解決策がすらすらと浮かんできた経験はないだろうか。専門的な知識を持っている人が、自分の専門分野について問題解決の方法を瞬時に探し出すのも、この機能によると考えられる。思考の高度化にも小脳が働くのだ。
　線条体（被殻と尾状核を合わせた領域の総称）を中心とした大脳基底核でも、運動を学習して自動的に行うようにする機能（強化学習機能）、思考の高度化に繋がる機能を持っている。

■学習のしくみ

　学習機能を果たすため、小脳にも大脳基底核にも、独自の構造が備わっている。
　小脳には、小脳回路と呼ばれる構造がある。大脳から、運動を出す指令は、手足の筋肉に伝えられると同時に小脳にも送られる。たとえば、自転車の練習で、転んでしまうなど、その時の動きが間違っていると判断されると、それを伝えるエラー信号が、登上線維を通じてプルキンエ細胞に送られる。するとその時に情報が通ったシナプスの伝達効率が長時間にわたって抑えられる（長期抑圧）。こうして間違いの元となった動きの伝達回路は消されていき、動きは洗練されていく。
　線条体を中心とした大脳基底核の学習機能で使われるのは運動ループという回路だ。大脳皮質からの信号は線条体に送られ、視床を通って、大脳皮質へフィードバックされる。大脳基底核の回路では、小脳の長期抑圧のしくみと異なり、正しい動きをした時の報酬として神経伝達物質のドーパミンが使われることで学習が強化されていく。
　大脳基底核のこのループに障害が起きると、パーキンソン病（→p156）などの疾患が起きると考えられている。

脳と心の不思議

ボーッとしている時の脳は？

■安静時でも脳は活動

ヒトの体は安静にしている時も、常に自分の体を維持するためにエネルギーを消費している。これを基礎代謝という。最近の研究により、同様のことが脳でも起きていることがわかってきた。

これまで、脳の活動領域はいくつもの部分に分けられ、それぞれが特定の機能を担っていると考えられてきた。そして、実際に各領域の担っている役割がいくつか明らかにされた。

だが、近年、それぞれの領域は1つだけでなく複数の機能を担当していることがわかってきた。さらに1つの機能を実現するためにいくつもの領域によるネットワークがつくられていることもわかってきた。つまり、脳の機能と領域は1対1で対応しているのではなく、多対多で対応しているといえる。

このような研究結果から、複雑な認知機能を実現するには、脳内の大規模なネットワークがいくつもかかわっているのではないかと考えられるようになった。そして、そうしたネットワークの中に、脳が特定の活動をしていない、いわゆるボーッとしている時も、脳内で活動をしているネットワークが存在していることが明らかになった。そのようなネットワークは「安静時ネットワーク」と呼ばれている。

■記憶の整理と深いかかわり

安静時ネットワークはいくつか知られているが、代表的なものとして、ワーキングメモリネットワーク（WMN）やデフォルトモードネットワーク（DMN）などがある。WMNは、背外側前頭前野や後部頭頂葉などの領域、DMNは内側前頭前野、後部帯状回などの領域が中心である。

WMNは、黒板のように一時的に必要な情報を書き写しておく場所で、安静時だけでなく、課題に取り組む時にも積極的に利用される。それに対して、DMNは課題を行っている時にはあまり活用されないが、安静時に活動が高くなることが多い。安静時でのDMNの活動量は、意図的な活動をしている時の20倍にも達するという。

ヒトは、睡眠状態（→p116）の時に、記憶を整理して、脳に定着させようとしているといわれているが、この時活動している領域は、DMNと一致している。このようなことから、DMNは過去の記憶の呼び出しや将来の展望を描いたりするのに重要な働きをしているとみられている。また、最近の研究から、自閉症（→p170）やうつ病（→p160）、統合失調症（→p158）の発症ともかかわりがあると考えられている。

ボーッとしている時の脳は?

■ fMRI(機能的磁気共鳴画像法)で見る安静時の脳の血流

黄色〜赤が血流が多い領域。安静時でも多くの領域が活発に機能していることがわかる。

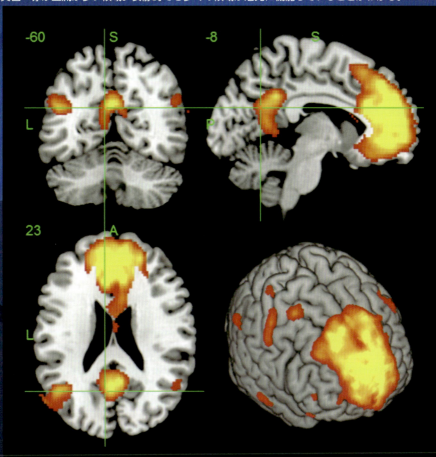

提供:名古屋大学　脳とこころの研究センター

3章 脳と心の不思議

見たものが正しくない!?

■ さまざまな錯覚

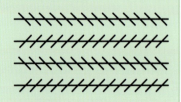

横線が傾いて見える
平行に引いてある線でも、互い違いに斜めの線を入れることによって、平行には見えなくなる。

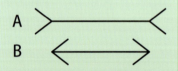

Aのほうが長く見える
同じ長さの線でも、補助線を外側に入れた場合と、内側に入れた場合で、線の長さが違って見える。

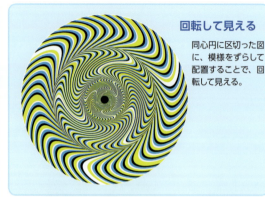

回転して見える
同心円に区切った図に、模様をずらして配置することで、回転して見える。

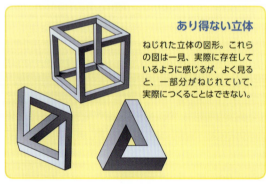

あり得ない立体
ねじれた立体の図形。これらの図は一見、実際に存在しているように感じるが、よく見ると、一部分がねじれていて、実際につくることはできない。

■ 3次元を2次元でとらえる

ヒトは眼の網膜に映った像を電気信号に変えて視覚情報として脳に送っている。そして、脳でその情報を処理して3次元空間を再現している。だが、私たちが脳で再現している空間情報は、現実の世界をそのまま表しているわけではない。

網膜は2次元の平面的なものだ。つまり、網膜を介している時点で私たちは3次元の情報を2次元の情報に置き換えて、情報量を落としている。

それを補うために、私たちはさまざまな工夫をしている。たとえば、左右の目でとらえる像の微妙なずれを使って奥行きの情報を得たり、太陽光は上から降り注ぐ、遠くにあるものは小さく見えるといった<u>常識的な知識によって2次元の視覚情報を補い、3次元の空間をとらえている。しかし、その常識的な知識がある種の先入観となって、視覚情報にまちがった解釈を与え、実際にはあり得ない錯覚が起こることがある。</u>

見たものが正しくない!?

❸脳と心の不思議

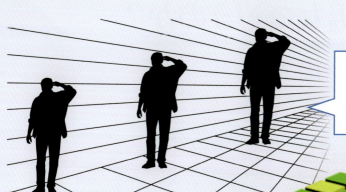

遠近法に惑わされる
3人の男性のシルエットは、どれも同じサイズだが、背景の遠近法によって異なって見える。

常識に惑わされる
矢印のついた2カ所のマスの色は同じだが、手前のほうが明るく見える。影の部分は暗いはずだと脳が判断して、濃さを差し引いていると考えられる。

■ 常識が錯覚を生む

　錯覚とは、あるものを見た時にその形や色が実際と違って見えたり、触った感触が実際と違うと感じたり、また、聴いた音が実際の音と違って聞こえたりしてしまうことだ。特に視覚の錯覚は錯視という。

　錯視は2つのタイプに分かれる。1つは、網膜や脳など、視覚に関係する器官の構造などによって生じる避けようのないものだ。どんなにわかっていても、見た瞬間に錯視が起こってしまう。

　もう1つが、脳に記憶されている常識的な知識によって起こる錯視だ。普段、私たちが絵を見る時も、このタイプの錯視と同じような情報処理がなされている。

　たとえば、遠くにあるものを小さく描き、近くにあるものは大きく描く遠近法によって、私たちは紙の上でも奥行きを感じる。また、色の濃淡や影によって、立体の凹凸や奥行き、上下を判断する。常識から外れた条件に出合った時、脳が足りない情報を補いきれずに、錯視が起こる。

　錯視を利用したトリックアートでトリックに引っかかったなら、それは脳が正常に働いている証拠だろう。

脳と心の不思議

脳は男女で違うのか？

■ 男性と女性の脳のネットワーク

男性の脳

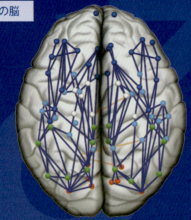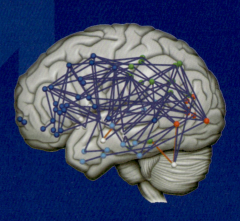

女性の脳

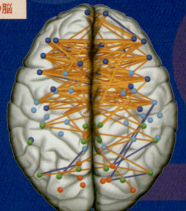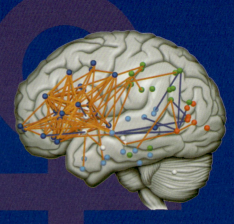

男性の脳は、左脳内、右脳内での情報のやり取りが多く、女性の脳では右脳と左脳の間でのやり取りが多い。
接点の位置　青：前頭葉　　水色：側頭葉　　緑：頭頂葉　　赤：後頭葉　　白：大脳皮質下

出典：Madhura Ingalhalikara et.al., PNAS, 111:823-8, 2014
図は出典をもとに作成

脳は男女で違うのか？

実験でわかる男女の差

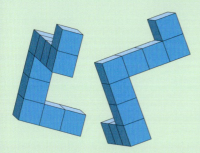

男女の脳には、それぞれ得意なことがある。実験によると、男性の脳は地図を読むことや迷路を解くことなどに優れ、女性の脳は表情を読むなど、言葉を使わない、非言語コミュニケーションの能力などが高い。

空間認知能力は男性のほうが優れていて、たとえば、左の図の2つの図形が同じであるかを見分けるために、頭の中で立体を回転させる問題は男性のほうが正解を導きやすい。また、図形を使う問題でも、まちがい探しのように細かな違いを見分ける問題は女性のほうが得意だ。

■構造的には男女差はない

　男性と女性では体つきが違い、それぞれの担っている社会的な役割も異なる場合が多い。また、性行動、出産、育児などにおいても、行動は異なっている。

　そのため、男と女では脳の構造や機能が違うと考えられてきた。実際に、リスやネズミなどのげっ歯類では、視床下部の構造がオスとメスとで大きく違っているなど、動物の行動は、脳をはじめとする神経系の構造や機能の違いと関係している。

　しかし、こうした男女差は脳全体から見ればごくわずかで、大ざっぱにいって脳の男女差はほぼないといってよい。以前は、右脳と左脳をつなぐ神経線維の束である脳梁の一部に違いがあるといわれていたが、近年、差がないことが明らかになった。

　左の図のように、脳内の情報のネットワークの様子は、男女で異なるという最近の実験結果もある。男性の脳は、左脳内、右脳内での情報のやり取りが多いのに対し、女性の脳では、右脳と左脳の間でのやり取りが多いというものだ。

　さらに、一般的に男性は空間認知能力に優れ、女性は表情や身振り、視線など、言葉以外の手段を使う、非言語コミュニケーションの能力が高いなど、ほかにも、実験によって機能の違いは明らかにされている。

■性差とホルモンの関係

　性差は赤ちゃんの頃から現れている。ある神経発達学者の調査によると、男の赤ちゃんはクルマなどに引かれ、女の赤ちゃんは人の顔に興味を持つ傾向があるという。

　男女の脳の違いにかかわっているとされるのは、アンドロゲンという男性ホルモンだ。幼児期になると、男の子は屋外でボール遊びなどをして活発に遊ぶことが多く、女の子は室内でままごとや人形遊びなどをする傾向がある。

　サルにも、子ザルの時から男女による遊びの違いがあることが知られている。オスの子ザルは仲間と活発にけんか遊びをすることが多いのに対して、メスの子ザルは母ザルのまね、ごっこ遊びのような行動をする。

　妊娠中のサルにアンドロゲンを注射したところ、生まれてきたメスの子ザルはオスの子ザルと同様の遊びを好んだという。胎児期のアンドロゲンの作用が、脳の性差の基盤をつくっていると考えられる。

脳と心の不思議

3章 ギャンブルはやめられない？

■ 報酬系の位置

側坐核

気持ちよさを伝える

腹側被蓋野

報酬系は、中脳の腹側被蓋野から側坐核につながる神経回路が中心になっていると考えられているが、その詳しいしくみはまだよくわかっていない。腹側被蓋野からの神経回路は前頭前皮質、背側線条体、扁桃体などにも伸びており、それらの領域が連携して快感の経験や刺激を記憶している可能性が高い。

ギャンブルはやめられない？

③脳と心の不思議

■快感を求める脳

ヒトには、良くないとわかっていても、なかなかやめられないものがある。酒、たばこ、ギャンブルなど、やめられないものはヒトによってさまざまだが、どうしてもやめられないものができてしまう背景には、脳の働き、特に、神経伝達物質であるドーパミンの存在がある。

ドーパミンは、動物が生存に必要な条件が満たされた場合に放出され、気持ちよさや幸福感といった快感をもたらす。それによって、生命を維持するために最適な行動を促すことができ、快感はその報酬に相当する。脳には、快感回路とも呼ばれる、こうした報酬系が備わっているのだ。

報酬系の基本的なしくみは、回虫など原始的な構造の線虫もヒトもあまり変わらない。しかし、ヒトの場合、報酬系は記憶などと絡み合う。私たちは、気持ちいいと感じる行動を記憶している。過去の経験から気持ちよさをもたらす経験がランク付けされ、報酬系がより刺激される体験を求めるようになるのだ。

ギャンブルなどのリスクの高い行動がやめられない場合も、リスクを取ることに報酬系が強く刺激されるためだといわれる。

■快感回路の誘惑

実験などで脳の報酬系を自分の手で直接刺激することができるようになったラットは、食事も睡眠も何もかも忘れて、ひたすら刺激し続ける（自己刺激）（→p107）。

ラットだけでなく、ヒトでも同じことが起こる。つまり、報酬系を刺激する術を知ってしまうと、動物はその誘惑に抵抗できなくなり、快感を得るために、ひたすらその行動をしてしまう。たとえ、その行動で自分の生活が破綻するとわかっていても、簡単にやめることができないのだ。

ギャンブル以外にも、依存症（→p180）と呼ばれる状況、過食症などの摂食障害（→p166）、また、長時間にわたり走り続けることで気分が高揚するランナーズハイなども報酬系にかかわると考えられている。

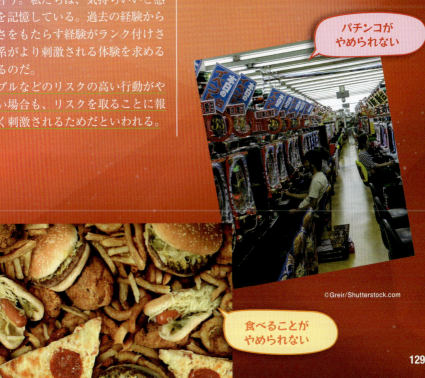

パチンコがやめられない

食べることがやめられない

©Greir/Shutterstock.com

3章 脳と心の不思議

危険ドラッグはなぜ危険？

■ 薬物とドーパミン

　動物は、脳内の快感回路と呼ばれる報酬系（→p128）を刺激することに魅力を感じる。もちろん、快感につながる人生の喜びが見つかればいいが、簡単に快感を得ようと薬物に手を出す人もいる。

　では、薬物はなぜ快感をもたらすのか。快感は、神経伝達物質であるドーパミンが、腹側被蓋野から伸びている神経細胞から放出され、側坐核で受け取ることで生じる。しかし、通常はドーパミンが放出されても、神経伝達物質を輸送するトランスポーターによってほとんどが回収される。ところが、覚醒剤に含まれるアンフェタミンやメタンフェタミンといった依存性物質は、トランスポーターの働きを阻害する。それにより、通常より多くのドーパミンが側坐核の神経細胞に受け渡され、強く、長期間にわたる快感が得られるのだ。

■ 予測不能な危険ドラッグ

　覚醒剤や麻薬以外にも、危険な薬物はたくさん出回っている。とりわけ近年、問題となっているのが危険ドラッグだ。危険ドラッグは、大麻に含まれる成分をまねてつくられた合成カンナビノイドと呼ばれる化学物質が含まれていることが多い。化学物質は基本的な構造が同じであれば、同じような作用を起こすことが多いため、ちょっとした改変ですぐに新しい薬物が誕生してしまう。危険ドラッグはすでに数百種類にも及ぶといわれている。このため、2013年から化学構造が似た物質を一括して指定薬物とする制度を導入し、指定薬物の所持・使用を禁じる法改正も行われた。ただ、指定薬物とするために行う検査や鑑定に時間がかかり、規制が追いついていないのが実情だ。

　危険ドラッグには、細胞に直接作用し、神経細胞を破壊するものもあり、依存性も大麻よりも高いことがある。

　しかも、製品によって成分や含有量がまちまちで、人体にどのような影響を与えるか予測することが難しい。一時的な意識障害や記憶障害を起こし、大惨事を招いてしまうこともあり、脳だけでなく、筋肉組織や内臓にも障害を与えてしまうことがあるのだ。

■ 街頭で売られていた危険ドラッグ

危険ドラッグは、ハーブ、お香などと称して販売されることが多い。危険ドラッグに利用されることの多い合成カンナビノイドは、人類が誕生して以来、摂取したことがなかった薬物で、脳だけでなく、筋肉、腎臓、肝臓などに与える影響は未知数だ。

提供：厚生労働省　関東信越厚生局麻薬取締部

危険ドラッグはなぜ危険？

③ 脳と心の不思議

■ 薬物が快感をもたらすしくみ

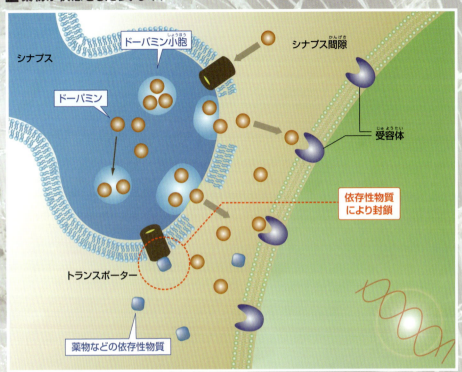

側坐核の神経細胞がドーパミンを受け取ると、快感を覚えると考えられているが、その詳しいしくみはまだよくわかっていない。腹側被蓋野からの神経回路は前頭前皮質、背側線条体、扁桃体などにも伸びており、それらの領域が連携して快感の経験や刺激を記憶している可能性が高い。

■ 危険ドラッグの神経細胞への影響 （マウスの脳から取った神経細胞を使用）

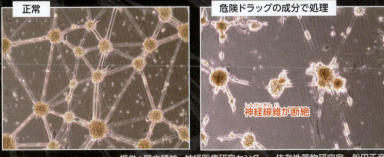

提供：国立精神・神経医療研究センター　依存性薬物研究室　舩田正彦

正常なマウスの神経細胞（左）に危険ドラッグの成分を垂らすと、2時間で神経細胞が破壊され、神経線維が断絶してしまった（右）。

3章 脳と心の不思議
動物に言語はある？

■動物のコミュニケーション

　群れで暮らすなど、社会生活を行う動物は少なくない。形成された社会の中では、生活するうえで相互の情報の伝達が必要になる。このような情報伝達は、イヌやサル、イルカなどさまざまな哺乳類をはじめ、ミツバチなどの昆虫などでも行っていることが知られている。しかし、それを「言語」ということができるかどうかは別の問題になる。

　たとえば、ミツバチの8の字ダンスは、巣に帰ってきたハチが、仲間に蜜のありかを伝えるものだ。情報の伝達方法として有用であるが、特定の目的に沿った動作であり、それ以上の表現はできない。

■ヒトに固有な言語機能

　イヌやサルなどの哺乳類では、昆虫よりもさらに複雑な情報を伝達することができる。ある程度の感情や意思を仲間に伝えることもある。

　しかし、それらがヒトの言語と決定的に異なるのは、意思を信号として送り出しているだけで、受け取った相手もそれを一方的に受け取っているのに過ぎないことだ。鳴き声や身振りは、自分自身の意思などを伝えるシグナル（信号）として働いているため、特定の目的について意思疎通ができるが、ヒトのように、自由な表現で何かを伝えることはしない。言語で何かを表現し、そこからさらに高度な言葉をつくり出そうともしないのだ。

　ヒトの言語が、動物の「信号」と異なるのは、文法を持っていることだ。言葉を覚えるチンパンジーも文法は使えない。またヒトは、言語を信号として使うだけではなく、言語をツールとして抽象的な思考をすることもできるようになった。言語を使うことで高い知能を得ることができたのだ。

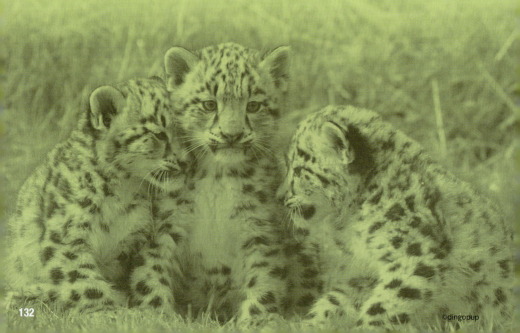

動物に言語はある？

③ 脳と心の不思議

動物のコミュニケーション能力

イルカ
イルカは数十種類の音声を使い分けて、互いにコミュニケーションを行うことが観察されている。ただし「いつ」「どのように」といった複雑な内容の理解は困難だと考えられている。

イヌ
飼い主の家族などを見分けたり、ヒトの命令を理解したりできる。喉の構造上、複雑な音声によるコミュニケーションはできないが、言語によらず「だれが」「どうした」と整理して、過去のことを記憶している。

ミツバチ
ミツバチは社会をつくる昆虫で、花の蜜などエサのありかを巣にいる仲間に伝達する。その方法がダンスで、たとえば8の字を描いて方向と距離を伝える。

チンパンジー
チンパンジーは鳴き声や身振り、表情などで感情や状況を伝えることができる。訓練すると100種ほどの単語を理解することもできるが、文法などを使って抽象的な思考をすることはできない。また、訓練しない限り習得できない。

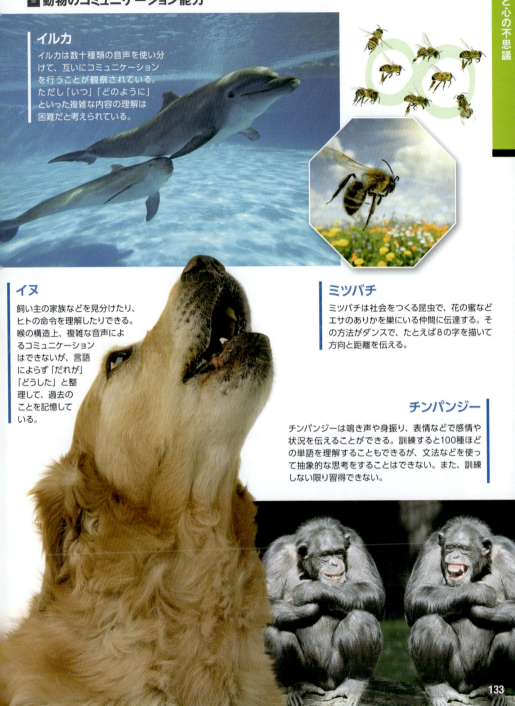

3章 脳と心の不思議
脳を外から操作できる？

■脳を操作する

　脳に外からアクセスしたい場合、まず考えられるのが、脳に電極を刺して電流を流す方法だ。電流を流すと、その部位が反応するが、電極付近の多くの神経細胞も同時に刺激され、また、電流で脳の神経組織が破壊されることもあるため、この方法では特定の神経細胞の持つ機能を調べることは困難だった。

　近年、この問題を解決し、特定の神経細胞の機能を、脳の外から操作できる技術が進んできた。この背景には、光学と遺伝学を組み合わせた光遺伝学の発展がある。

　光遺伝学の技術を用い、光に反応するタンパク質を脳の特定部位に出現させ、電流の代わりに光で刺激するだけで、脳の活動を制御することができるのだ。

■新技術で記憶の実体を見つける

　光遺伝学を用いて、脳の特定の神経活動を正確に操作する技術は、脳の記憶痕跡の研究にも使われている。

　ヒトは「いつ」「どこで」「誰が」「何を」「どのように」したといった記憶を、後に取り出せる形で保持する。一定期間、記憶を保持するために形成された生物学的構造が記憶痕跡である。

　記憶痕跡が脳に刻まれているであろうことは古くから予想されていた。しかし、実

■記憶痕跡の存在を確認

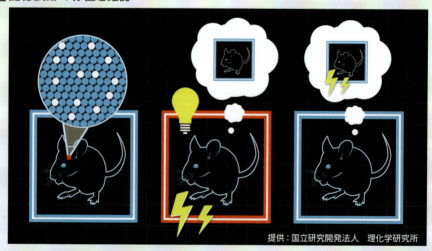

提供：国立研究開発法人　理化学研究所

記憶にかかわると考えられる特定の神経細胞群にChR2を組み込んだマウスを作成する。安全なA箱に入れ、ChR2が反応する青い光を照射し、A箱の安全な環境を記憶させる。

B箱に移し、A箱の環境を思い出させる青い光を照射すると同時に、マウスが嫌がる電気刺激を与え、光によって思い出したA箱の環境の記憶と、電気刺激の恐怖の記憶を関連づける。

A箱に戻して光を当てると、A箱では電気刺激を受けていないのに、電気刺激の恐怖にすくんだ。また、A・B箱以外の環境でも、光を当てることで恐怖の記憶が甦ることがわかった。

脳を外から操作できる？

際に脳に刻まれているのか、実体のない概念に過ぎないのかなどといった詳しいことは謎のままだったが、近年、脳の物理的な機構の中に記憶痕跡が存在することが実証された。

その実証に使われたのが、チャネルロドプシン2（ChR2）というタンパク質を用いて脳を外から操作する、光遺伝学の技術だ。ChR2が青色の光に反応（興奮）する性質を利用し、記憶に関連すると考えられる脳神経細胞群の遺伝子にChR2を組み込んだマウスを作製したところ、光の照射によって特定の記憶を呼び出せることが明らかになった。

光遺伝学の技術は、脳研究の発展に寄与することが期待されている。

■ 光遺伝学による脳の操作

光遺伝学を使った技術で用いられるタンパク質には、青色の光に反応するチャネルロドプシン2（ChR2）のほか、黄色の光に反応するハロロドプシンなどがある。ChR2が組み込まれた神経細胞は青い光が当たると興奮（オン）し、ハロロドプシンが組み込まれた神経細胞は黄色の光が当たると抑制（オフ）され、スイッチのように脳を外から操作できる。

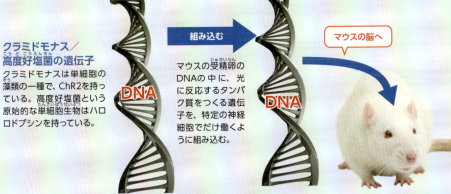

クラミドモナス／高度好塩菌の遺伝子
クラミドモナスは単細胞の藻類の一種で、ChR2を持っている。高度好塩菌という原始的な単細胞生物はハロロドプシンを持っている。

組み込む

マウスの受精卵のDNAの中に、光に反応するタンパク質をつくる遺伝子を、特定の神経細胞でだけ働くように組み込む。

マウスの脳へ

ChR2が組み込まれたマウスは青い光で神経細胞が興奮する。ハロロドプシンが組み込まれたマウスでは黄色い光で神経細胞が抑制される。

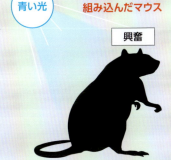

青い光 / ChR2を組み込んだマウス / 興奮

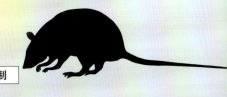

黄色い光 / ハロロドプシンを組み込んだマウス / 抑制

3章 脳と心の不思議

脳は10％しか使われていない？

■ 脳は領域ごとに機能する

脳に関しては、都市伝説（科学的な根拠がなく、世に広がっているデマ）のようなものが横行している。何かを食べると脳が活性化されるとか、右脳をメインに使う人は感覚派であるとか、なかには奇妙に科学性の衣をまとった怪しげな俗説もある。

「脳は10％しか使われていない」も俗説だが、脳のMRI画像まで添えて、一部しか活発に動いていないことを示し、その証左だと述べるものまである。

しかし、脳にある千数百億個の神経細胞のうち、特定の100億個しか使われていないということもなければ、容量や面積でみて、活動部位が常に10％だということもない。

「10％しか使われていない」という話がささやかれるのは、残る90％が活用できれば才能が開花するに違いないという薔薇色の推論に結びつくからだろう。

しかし、残念ながら、1日を通してみると、脳はすでに全体的に使われていることがわかっている。特にこれといった活動や考え事をしていない時でも、神経細胞は活発に活動しているのだ。ボーッとしている時の脳は「デフォルト・モード・ネットワーク（DDM）」と呼ぶ神経細胞のネットワークを使っていて（→p122）、DDMの安静時の活動量は、意図的な活動をしている時の20倍にも及ぶ。

■ 効率よく働く脳

fMRI（機能的磁気共鳴画像法）で撮影した右の画像は、プロのピアニストと非音楽家が音楽を聴いた時に、脳のどの領域で音楽を感じているかを示している。プロと非プロでは異なる領域を使っていて、リズムとピッチを感じる領域は異なる。脳は、使う領域ごとに機能を担うとともに、それらの領域がネットワークを築きながら働いているのだ。

このように関連する神経細胞だけが活動する脳の活動の仕方は効率がよい。逆にもし、脳が全領域で一斉に活動したら、エネルギーの使い過ぎと熱で、自らを壊してしまうともいわれている。

また、領域ごとに機能を分担しているため、事故や病気である領域にダメージを受けると障害が起こるが、ダメージを受けた部分が担う機能をほかの領域が補完することもわかってきている。

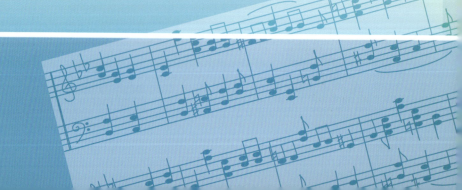

脳は10％しか使われていない？

■ 音楽を聴いた時の脳の活動

音楽のリズムとピッチ（音の高低）を脳のどの場所で感じるかを調べた実験で撮影したfMRI画像。
プロのピアニストと、プロの音楽家ではない健常者に曲を聴いてもらい、リズムやピッチを少しずつ変えていく。変化を感じたらスイッチを押してもらうという課題で、脳血流量の変化を観察し、リズムの課題、ピッチの課題でそれぞれ脳のどの部分が機能を担っているのかを特定した。黄色〜赤色が活発に働いている場所である。
リズムを感じる場所とピッチを感じる場所は異なり、ピアニストと非音楽家でもまた異なる。
リズムの課題において、上側頭回（丸の部分。一次聴覚野がある）が活動することはプロも非音楽家も共通している。

❸ 脳と心の不思議

	プロのピアニスト	非音楽家
リズムの課題で活発になった場所	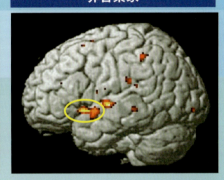	
ピッチの課題で活発になった場所	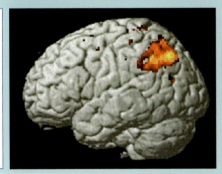	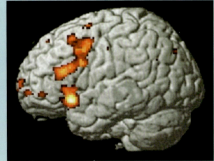

提供：国立循環器病研究センター研究所　画像診断医学部

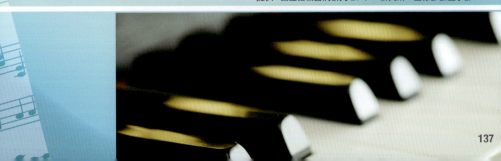

3章 脳と心の不思議
長老の知恵は存在する？

流動性知能

その場に合わせて情報を処理し、何かを生み出す、若い時にピークを迎える能力。この能力があれば、新しい物事を学習して、環境に適応することで問題解決ができる。

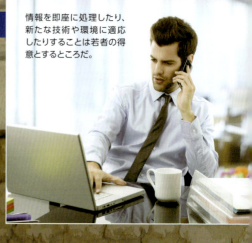

情報を即座に処理したり、新たな技術や環境に適応したりすることは若者の得意とするところだ。

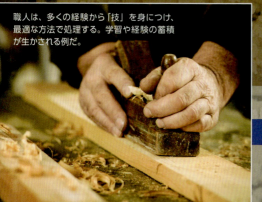

職人は、多くの経験から「技」を身につけ、最適な方法で処理する。学習や経験の蓄積が生かされる例だ。

結晶性知能

知識の蓄積などを背景にして、課題を処理していく能力。蓄積した学習や経験を生かす、長老の知恵に通じる問題解決能力である。

■ 老年期まで伸び続ける能力

これまでは、年をとるとともに、すべての能力が次第に低下していくと考えられてきた。しかし、すべての機能が老いとともに一律に衰えていると結論付けるのは早計だ。高齢化社会を迎え、高齢化を前向きにとらえ直すジェントロジー（老人学）の進展により、従来の認識と異なる事実も明らかになっている。

物事を即座に理解し、適切に判断して、問題を解決する能力を流動性知能という。ヒト以外の動物も持つ知能行動で、俗にいう頭の回転にあたる。この知能は比較的早期に成熟し、成人する頃にピークを迎え、以降はだんだん衰えるといわれている。

一方、これまでに学習・経験してきた事柄を理解し、新しい物事に照らしてより適切な判断を行い、問題を解決する能力を結晶性知能という。俗にいう博識のイメージに近いが、単なる知識ではない。物知りなだけではなく、それを問題解決に生かす、

長老の知恵は存在する？

■ データで見る加齢と知能

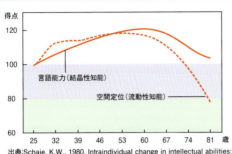

年代差を調べる統計的手法には、いくつかの方法があるが、年齢以外の要素の影響をできるだけ少なくした方法（系列法）で調べると、結晶性知能ばかりでなく、20歳でピークを迎えるとされる流動性知能においても「加齢による伸び」が見られる。

まさに長老の知恵だ。結晶性知能は学習や経験の蓄積を前提とし、老年期まで伸び続けるといわれる。

老化と神経細胞

脳の神経細胞は再生されない。生まれてすぐに増やした神経細胞の数が刈り込みで整えられた後は、少しずつ減少する。このことと、脳の機能が衰えることとを、混同して論ずる向きもあるが、そもそも神経細胞の数が多いほど賢いわけでもない。

また、加齢によって減少する神経細胞は、生理学的・解剖学的にいえば、千数百億個の神経細胞のうち、極めてわずかなものに過ぎない。これまで、「脳の老化」とみなされていた説には、統計的な手法によって生み出された幻影も多く含まれているといえる。

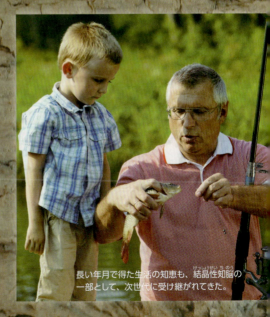

長い年月で得た生活の知恵も、結晶性知能の一部として、次世代に受け継がれてきた。

利き脳があるってホント?

脳と心の不思議

■ 主に左脳にある言語機能を担う部位

口と唇の運動を制御する領域

ブローカ野
言語を発する機能を担う。口と唇を制御する運動野の隣に位置する。

一次運動野
体の各部分の運動を制御。

一次聴覚野
聴覚情報の処理機能を担っている。

ウェルニッケ野
相手のいうことを聞いて、理解する機能を担うウェルニッケ野は、聴覚野の隣にある。

大脳は左右の半球に分かれ、必ずしも左右は対称ではない。また、言語活動をコントロールする部分は、左右に均等にあるわけではなく、いずれか片方に偏っている。

■ 右脳と左脳にまつわる幻想

ヒトの大脳は左右に分かれ、その間は約2億本の軸索の束、脳梁でつながれている（→p56）。そして、体の右半身は「左脳」、左半身は「右脳」が司っている。特徴的なのは、脳の言語活動を司る部位が、左右いずれかに大きく偏って存在していることだろう。この部分を言語野といい、解剖学的にはブローカ野やウェルニッケ野と呼ばれる部分に存在する。

この部分を損傷すると、失語症などの言語に関する障害が起こる。言語野が左右どちらにあるかは、利き手と相関がみられる。右利きの人のほとんどと、左利きの人の30～50％程度は脳の左側に言語野がある。

結果として全体の90％以上が、左に言語野を持つことになる。

言語野のある側を「優位半球」と称する場合もみられるが、いずれかに優劣があるわけではない。こうした解剖学的所見を強引に人の特質にまで押し広げたのが「右脳派・左脳派」の俗説だ。右脳派は感性を重視しクリエイティブ、左脳派は論理を重んじ理性的などというが、言語野が左にある以外に根拠はないのである。しかも最近の

利き脳があるってホント？

■ 右と左を切り離す ── 分離脳

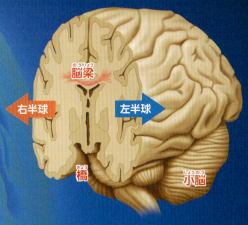

脳梁
右半球　左半球
橋　小脳

分離脳の手術では、大脳半球間を切り離す。実際には、上方から、頭蓋骨の一部を取り去り、両半球をかき分けてメスを入れる。
この手術により、左右の半球で統一した振る舞いができなくなってしまう。

知見では両側をほぼ均等に使っているということもわかってきている。もちろん利き脳もない。

■ 左右が切断された分離脳

　大脳の左右の半球は連携して働いているが、かつてある種の病気の治療法として、大脳の左右を結ぶ軸索を切り離すという、乱暴な外科手術が行われた時代がある。
　この手術で切り離された脳を分離脳という。分離脳は病気の発作を軽減したものの、別の深刻な影響を与えた。それは、分離された脳が、それぞれ独立な振る舞いを始めることだ。たとえば、一方の手がズボンを下げようとしているのに、もう一方の手はズボンを上げようとする。学習や記憶についても、左右の独立性が見られた。
　分離脳の研究から、左右の脳は関連しながらも、それぞれ分化した機能を持ち、それらが統合されて役割を果たすことがわかった。
　言語だけでなく、複雑な絵を理解したり、微妙な音色を聴き分けたりする機能にも左右の差がみられた。しかし、それは優劣ではなく相互に協調して働いていることに他ならない。

3章 脳と心の不思議

疲れは脳で感じる

■ 脳研究からみる疲労

慢性疲労を科学で測る

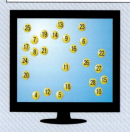

疲労測定のATMT法
コンピュータの画面にランダムに表示される1〜25の数字を見て、小さな数字から順番に指で押していく。1を押すと26が、2を押すと27が現れ、配列もランダムに変化するため、記憶に頼らず、常に25個の数字の中から次の数字を探さなければならない。

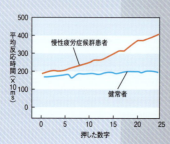

グラフはATMT法での測定結果で、横軸が押した数字、縦軸が平均反応時間。慢性疲労の患者は数字が増えるほど時間がかかることがわかる。

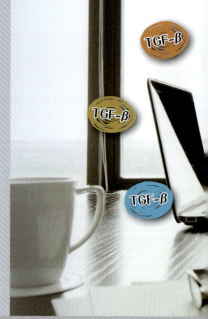

■ 疲れは体を守るシグナル

「疲れ」という言葉にはあまりいいイメージがないかもしれないが、疲れは私たちにとって大切なシグナルだ。もし、疲れがなければ、私たちは休むことなく働き続け、疲弊し、やがて死を迎えることだろう。

だが、常に疲れている状態から抜け出せなくなってしまうと問題だ。15〜65歳の人を対象に実施されたある調査では、回答者の約6割が疲労を感じ、そのうちの6割が慢性疲労を訴えていたという。慢性疲労は、休息をとっても疲れが抜けず、6カ月以上の長期にわたって疲労を感じるもので、最近では慢性疲労症候群という病気として認識されるようになってきた。

ただ、疲れの症状は、漠然としているうえ、主観的な要素が多いために正体が見えづらかった。近年、いくつかの研究により脳と疲労の関係も明らかになってきた。

■ 免疫物質が慢性疲労を引き起こす

画面に表示された数字を探してボタンを押す測定方法（ATMT法）で、健康な人と慢性疲労患者の脳の活動状況を測定した実験では、健康な人は課題を行ううちに大脳皮質の眼にかかわる視覚野の活動が下がった。慢性疲労の患者が同じ課題に取り組むと、視覚野はもちろん、ほぼ使っていない聴覚野の活動まで低下し

疲れは脳で感じる

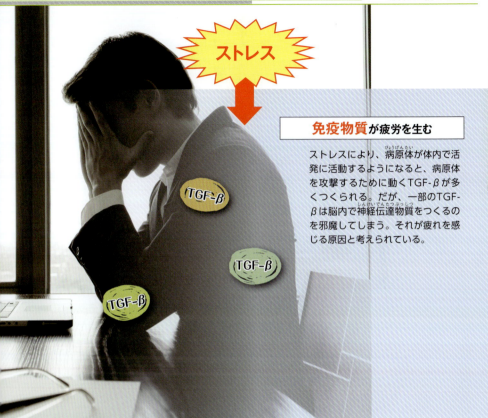

免疫物質が疲労を生む

ストレスにより、病原体が体内で活発に活動するようになると、病原体を攻撃するために動くTGF-βが多くつくられる。だが、一部のTGF-βは脳内で神経伝達物質をつくるのを邪魔してしまう。それが疲れを感じる原因と考えられている。

たという結果が出ている。

また、慢性疲労患者の脳を詳しく調べた調査では、意欲、計画性、創造性などを司る前頭前野が萎縮し、脳内のさまざまな場所でアセチルカルニチン、セロトニンといった神経伝達物質の代謝が減少していたという。

さらに、強制的に運動させて疲労状態にしたラットの脳脊髄液を健康なマウスの脳に注入したところ、元気のよかったマウスが疲れた状態になってしまったという結果も出ている。その原因を分析してみると、マウスに疲れをもたらしたのは、免疫物質のTGF-β（トランスフォーミング増殖因子ベータ）であることがわかった。

TGF-βはウイルスや細菌などの病原体が入ってきた時に攻撃命令を伝える物質として知られる。ストレスを抱えると、TGF-βが過剰に放出され、病原体だけでなく、脳にも好ましくない影響を与えてしまうというのだ。

これらの研究結果からTGF-βがアセチルカルニチン、セロトニンなどの神経伝達物質の生産を抑えてしまうことで、情報伝達などが活発に行われなくなり、疲れを引き起こすと考えられている。

慢性疲労の患者は、痛みも感じることが多い。ラットによる実験から、この痛みは、脳や脊髄内の免疫を担当するグリア細胞、ミクログリアが引き起こしている可能性が高いとされている。

3章 脳と心の不思議

サヴァンは天才？

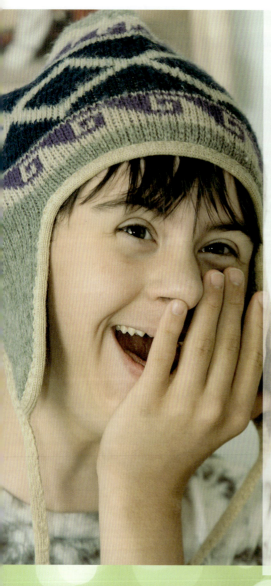

■ 発達障害のタイプはさまざま

　脳の研究が進んでも、まだまだわからないことは多い。その1つが、発達障害である。発達障害の人は生まれつき脳の一部の機能に障害を持っており、ほかの人たちとは発達のしかたが違うため、コミュニケーションや社会への適応が難しい。

　発達障害という名前で括られてはいるが、その中身は人によってまちまちだ。その1つ、自閉症（→p170）は、自分と相手との関係がうまく理解できない、適切な場で適切な言動をすることが苦手、ささいなことに強いこだわりを持つなどの特徴がある。そのため、周囲の人から誤解を受けたり、自立した社会生活を送りづらかったりする。

　そのほかにも、発達年齢に見合わない多動や衝動的な行動を起こしたりするADHD（注意欠陥多動性障害）（→p172）、知能発達は特に問題がないにもかかわらず、読み、書き、計算など、特定の事柄をするのが難しい学習障害（LD）（→p174）などもある。

■ サヴァンの驚異的な能力

　発達障害の場合、同じ人がいくつかのタイプの障害を併せ持つことも多く、現れる症状は個人によってまったく違う。そして、その中には、常人では考えられない特異な能力を発揮する人たちがいる。そのような人たちの症状をサヴァン症候群と呼ぶ。

　サヴァン症候群の人たちは、難解な本を1度読んだだけで暗記したり、目の前の風景を細かく記憶したりできるなど、驚異的な能力を示す。1988年に公開された映画『レインマン』の主人公レイモンドは、自閉症で、電話帳を一夜で暗記してしまう能力を

サヴァンは天才？

■ 多様に現れるサヴァン症候群

記憶 が得意なケース

難しい本を簡単に記憶することができ、その内容を暗唱したり、逆から読み上げたりすることができる。また、1度見た風景をカメラで撮影したように細かく覚えていたりする。

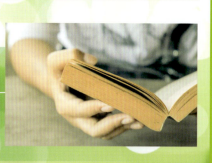

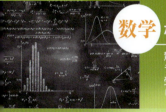

音楽 が得意なケース

楽器を習っていないにもかかわらず、1度聴いた曲をピアノなどで簡単に演奏してしまったり、何千曲もの曲を暗記することができたりする。なかには、複雑なオーケストラの曲を頭の中だけで作曲し、完成した状態で譜面に書くことができる人もいる。

美術 が得意なケース

ほんの一瞬見た風景を写真のように精密に描くことができる。動物を描く場合も、その動物が持つプロポーションや筋肉の動きを正確に再現したりもする。テレビドラマ『裸の大将』のモデルとなった画家の山下清はサヴァン症候群だった可能性が高いといわれている。

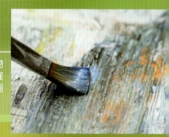

数学 が得意なケース

驚異的なスピードで計算を行ったり、円周率を2万2000桁以上暗唱したり、ランダムな年月日の曜日を即座にいえたりする。大学で系統的な数学教育を受けていなかったものの、直感的なひらめきによってたくさんの定理を発見したインドの数学者ラマヌジャンは、サヴァン症候群であったといわれている。

持つ。レイモンドのキャラクターはサヴァン症候群を持つ実在のアメリカ人、キム・ピークを主要なモデルにしている。

彼はフィクション、ノンフィクションを問わず、生涯で9000冊の本を暗記したといわれている。電話帳や地図も記憶していたので、アメリカのさまざまな町の市外局番や道を正確に覚えていたそうだ。

サヴァン症候群と脳の関係は、謎に包まれている部分が多い。男性で左半球に損傷を持つ人が多いことから、左半球の損傷を補おうとするために右半球が肥大化し、驚異的な能力を発揮するのではないかという説があるが、統一的な見解はまだなく、そもそも、それぞれの症例のメカニズムが異なるという考え方もある。いずれにせよ、MRIで撮ると、脳の活動パターンが健常者とは異なっていることは確かだ。

coLUmn

無いはずの腕や脚を感じる!?

事故や病気などにより、手や腕、脚などを切断されたり、臓器を切除されたりする人がいる。これらの人は、失った部位や臓器の存在を感じることがある。この不思議な現象を幻肢といい、幻肢に伴う痛みを幻肢痛という。

■神経細胞の回路が再配置される!?

腕や脚を失った人のうち、ほとんどの人が幻肢や幻肢痛を経験するという。無いはずの腕を誰かにさわられているように感じたり、無いはずの脚にかゆみや痛みを感じたり…。これらは、触覚や痛覚を脳で感じていることを示す証拠ともいえるだろう。

幻肢痛は、大脳の体性感覚野という部位が痛みを感じることで起こる。しかし、その原因は十分に解明されていない。切断部分に残った神経が反応するという説、脊髄が反応しているという説、心理的なものが影響しているという説など、さまざまな説があるが、有力なのは神経細胞の回路が変化し、再配置されるという説だ。

腕や脚を失うと、その場所から刺激を受けていた神経細胞の仕事がなくなり、はたらかなくなる。そのため、腕や脚以外の部位（たとえば顔など）から入ってくる刺激に反応するようになり、神経細胞の回路が再配置されるというわけだ。これは、脳が柔軟な回復能力を持つことを意味する。

■ミラーボックスで治療する

幻肢痛を治療する1つの方法として、ミラーボックスが用いられている（下図参照）。実際にあるほうの手を箱に入れると、その手が鏡に映り、もう片方の手もあるように見える。しかし、その手を自分の意思で動かすことはできない。これを視覚から脳に覚え込ませ、幻肢痛をなくしていく。

■幻肢痛の治療

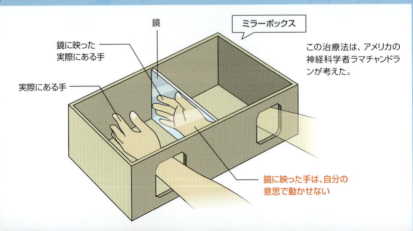

この治療法は、アメリカの神経科学者ラマチャンドランが考えた。

鏡に映った手は、自分の意思で動かせない

第4章
脳と心の病気

脳腫瘍、認知症、うつ病、依存症…
脳と心にかかわる病気は、
私たちに身近なものとなっている。
ここでは脳と心にかかわる病気の
メカニズムを探ってみよう。

4章 脳と心の病気
脳腫瘍（のうしゅよう）

■ 神経膠腫（グリオーマ）の診断画像

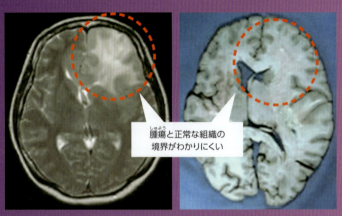

神経膠腫のMRI画像（左）と、実際の腫瘍（右）。神経膠腫はほとんどが悪性である。腫瘍と周囲の正常な組織との境界が曖昧なため、手術で完全に摘出するのが難しい。

腫瘍と正常な組織の境界がわかりにくい

提供：大阪医科大学　脳神経外科

神経膠腫（グリオーマ）
グリア細胞（神経膠細胞）から発生。原発性脳腫瘍の約25％を占める。

下垂体腺腫
下垂体の前葉に発生。多くが良性だが、下垂体の上にある視神経に影響して視野障害を起こすことがある。

■ 脳腫瘍とは

　脳だけでなく、脳を覆う髄膜（→p176）や下垂体など、頭蓋内の組織にできる腫瘍を脳腫瘍という。ほかの場所にできる腫瘍と同様に、良性もあれば、悪性（がん）もある。脳腫瘍は高齢者から乳幼児まで幅広い世代にみられ、日本での発生頻度は1年間に約2万人といわれる。

　脳そのものから発生したものを原発性脳腫瘍といい、最初に体の別の部位に発生した腫瘍が脳に移ったものを転移性（二次性）脳腫瘍という。原発性脳腫瘍の代表的なものには、神経膠腫（グリオーマ）、髄膜腫、下垂体腺腫などがある。一方、転移性脳腫瘍は、肺や皮膚、腎臓、乳腺、大腸などを原発とする腫瘍が転移するケースが多い。

　良性の腫瘍は、時間をかけてゆっくりと増殖していく。MRI画像などを確認すると、良性の腫瘍は周りの正常な細胞との境界がはっきりとわかるのが特徴だ。これに対し、悪性の腫瘍は正常な細胞との境界が曖昧で、周りの組織に浸潤し（広がり）、急激に増殖していく。

　脳腫瘍の治療は、腫瘍を取り除く外科的摘出が基本となるが、放射線療法や化学療法（抗がん剤投与）、免疫療法などを併用することもある。

脳腫瘍

■脳腫瘍の症状と原因

脳腫瘍の症状として一般的なのが、頭蓋内圧亢進症だ。腫瘍の体積が大きくなるにつれ、頭蓋内にある器官が圧迫されて起こるもので、頭痛、吐き気などの悪心、目がかすむ視力障害などが現れる。

また、腫瘍の発生により、もともとあった組織が破壊されて起こる異常を局所症状という。視野や言語、運動などに障害が起こったり、てんかん発作（→p154）を引き起こしたりするなど、脳のどこに腫瘍ができたかによって症状が変わる。

脳腫瘍の原因は遺伝子変異とされることがあるが、詳しいことはわかっていない。そのため確実な予防法はない。

すでに脳腫瘍がある場合は、過度なストレス、高脂肪・高タンパク食品の過剰摂取、喫煙、過度な飲酒などが症状の悪化を助長するとされる。

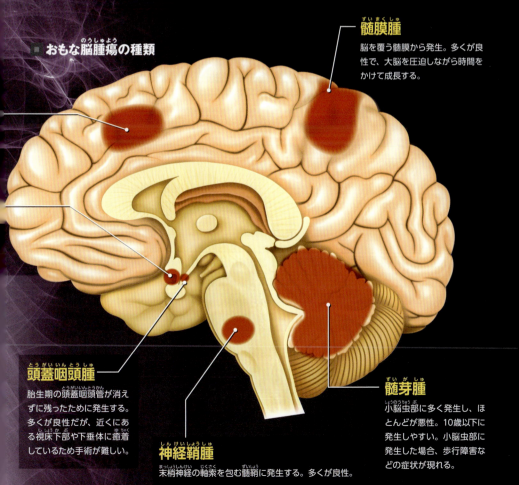

■おもな脳腫瘍の種類

髄膜腫
脳を覆う髄膜から発生。多くが良性で、大脳を圧迫しながら時間をかけて成長する。

頭蓋咽頭腫
胎生期の頭蓋咽頭管が消えずに残ったために発生する。多くが良性だが、近くにある視床下部や下垂体に癒着しているため手術が難しい。

神経鞘腫
末梢神経の軸索を包む髄鞘に発生する。多くが良性。

髄芽腫
小脳虫部に多く発生し、ほとんどが悪性。10歳以下に発生しやすい。小脳虫部に発生した場合、歩行障害などの症状が現れる。

脳と心の病気 4章

脳血管障害（脳卒中）

■ 脳血管障害（脳卒中）の種類

脳血管障害は、脳内の血管が破れて出血する脳出血（頭蓋内出血）と、脳内の血管が詰まる脳梗塞に大別される。

脳血管障害（脳卒中）

脳出血（頭蓋内出血）
脳内の血管が破れて、そこから出血する。

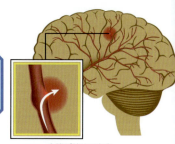

血管が破れて出血

脳内出血

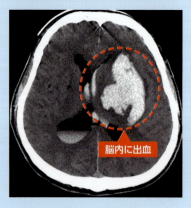

脳内に出血

提供：埼玉医科大学国際医療センター

高血圧の状態が続くと、脳内の動脈に高い圧力がかかる。それに耐えられなくなると血管の壁が破れ、脳実質（脳そのもの）に出血する。発症時は頭痛や嘔吐を伴うことがある。多くの場合、体の片側の麻痺（片麻痺）などが起こる。高血圧でなくても起こることがある。

クモ膜下出血

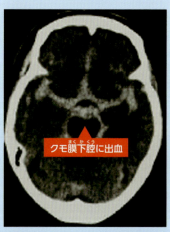

クモ膜下腔に出血

提供：聖マリアンナ医科大学東横病院脳卒中センター

脳の表面を走る大きな動脈にできたこぶ（動脈瘤）が破裂し、クモ膜下腔（クモ膜の下の隙間）に出血する。クモ膜下出血はすばやく脳全体に広がり、脳全体にダメージを与える。

脳血管障害（脳卒中）

■脳血管障害の内訳

昔は脳内出血が多かったが、高血圧の治療法が進歩したため、最近では脳梗塞のほうが圧倒的に多くなっている。

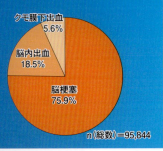

『脳卒中データバンク2015』
（著：荒木信夫ほか、中山書店）より引用

脳梗塞

脳内の血管が詰まったり、血管内が狭くなったりして血流が悪くなる。

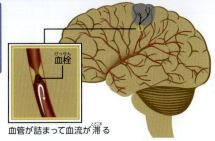

血管が詰まって血流が滞る

アテローム血栓性脳梗塞

脳の太い動脈で動脈硬化が起きて血管が狭くなり、血流が滞る。

ラクナ梗塞

脳の細い動脈に動脈硬化が起きて、血管が詰まる。

心原性脳塞栓

不整脈などで心臓内に血栓（血の塊）ができ、その血栓が脳の血管まで流れ込み、血管が詰まる。

■脳血管障害の特徴

　脳血管障害は脳卒中とも呼ばれる。脳卒中という言葉を漢語辞典で引くと、「突然、悪い風に当たって倒れる」という意味が書いてあり、急に具合が悪くなって、意識をなくしたりするこの病気の特徴をよく表している。

　脳血管障害は命にかかわる病気であり、日本人の死因統計では、がん、心疾患、肺炎に次いで4位となっている。

　脳血管障害は2つに大別できる。1つは脳内の血管が破れて出血する脳出血（頭蓋内出血）で、脳内出血とクモ膜下出血が含まれる。もう1つは脳内の血管が詰まる脳梗塞で、アテローム血栓性脳梗塞とラクナ梗塞、心原性脳塞栓が含まれる。

　脳内で血管が破れたり、詰まったりすると、その先の細胞に栄養が届かなくなり、細胞が死んでしまう。すると、その細胞でコントロールしていた体の働きができなくなる。たとえば、運動中枢に血液を送る血管でトラブルがあれば、筋肉が動かせなくなる運動麻痺などの症状が出る。また、言語中枢にかかわる血管でトラブルがあれば、失語症など言葉の障害が現れる。

　こうした症状や障害は、治療やリハビリテーションによって回復する。しかし、治療やリハビリテーションが遅れると、それだけ回復が難しくなる。

4章 脳と心の病気
認知症

認知症患者のMRI画像

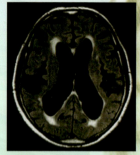
認知症患者

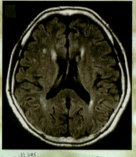
健常高齢者

健常高齢者と比べると、認知症患者の脳は著しく萎縮していることがわかる。

提供：(公財) 循環器病研究振興財団

認知症とは

人間は年齢を重ねると必ず老いを迎える。健康な人が経験する脳の老化の1つが、脳の萎縮である。知覚、運動、思考などを司る大脳皮質や、記憶と関係している海馬では細胞の数が減るという報告もある。

そのため、健康な人でも一時的に予定を忘れてしまったり、人や物の名前が出てこなかったりすることがたびたび起こる。老化によって、記憶力だけでなく、理解力や判断力といった知的機能も低下するが、極端に能力が落ちるわけではない。

しかし、病気やけがなどによって、日常生活に支障をきたすほど知的機能が低下する場合がある。それが認知症だ。

かつては痴呆症と呼ばれた認知症の初期症状は、老化による物忘れとよく似ているが、病気が進むと直前の出来事も忘れてしまったり、時間や場所の見当がつかなくなったりして、思考力や判断力などが著しく低下する。

アルツハイマー病とは

認知症を引き起こす原因の中で、一番多いのがアルツハイマー病である。日本人の老年性認知症の約半数が、アルツハイマー病によるものといわれている。

アルツハイマー病の患者の脳内には老人斑が大量に現れることが知られている。老人斑はβアミロイドというタンパク質が蓄積して出現するもので、βアミロイドを取り囲むようにシナプスの残骸が集まっていることから、βアミロイドをアルツハイマー病の原因とする考えが、現在主流になっている。

最近の研究では、脳内にβアミロイドがつくられると、はじめにシナプスを攻撃して情報伝達を妨害することがわかっており、それから老人斑がつくられる。そして、神経細胞の中のタウと呼ばれるタンパク質が絡み合い、神経細胞が変性していく。このようなプロセスによって、脳全体が萎縮すると考えられている。

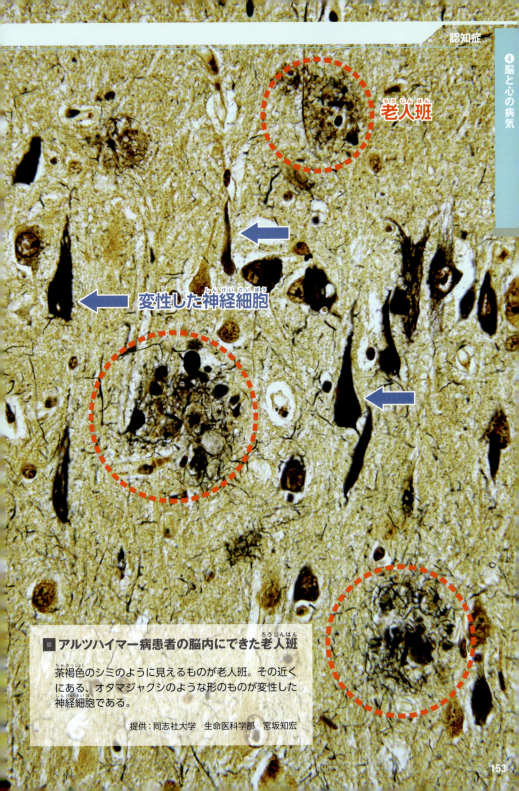

認知症 ❹脳と心の病気

老人班（ろうじんはん）

変性した神経細胞（しんけいさいぼう）

■ **アルツハイマー病患者の脳内にできた老人班（ろうじんはん）**
茶褐色（ちゃかっしょく）のシミのように見えるものが老人班。その近くにある、オタマジャクシのような形のものが変性した神経細胞（しんけいさいぼう）である。

提供：同志社大学　生命医科学部　宮坂知宏

4章 脳と心の病気

てんかん

■ てんかんとは

てんかんの持病がある運転手がクルマを運転中に意識を失い、交通事故を起こしたニュースが話題になったことがある。事故防止のため、2014年に法律が改正され、てんかんの発作を起こす可能性がある人は、運転免許の取得時に病状を申告することが義務づけられた。

てんかんは、突然発作が襲う脳の慢性疾患である。患者が全身の痙攣を起こして失神したりするため、昔は心霊現象だと勘違いする人もいた。

脳のどの部分で発作が起きるかによって、症状はさまざまだ。手の動きを司る運動野で発作が起きれば手がピクピクと痙攣する。視覚を司る後頭葉で発作が起きれば視野障害が出る。発作が1回で終わらず、2回以上繰り返すのがこの病気の特徴だ。

■ 原因は神経細胞の過剰興奮

てんかんは、脳内の神経細胞の過剰興奮が原因で起こる。神経細胞は電気を使って活動しているが（→p66）、過剰興奮時は神経細胞が出す電流が乱れる。脳波を見ると、正常な脳波は細かい波の形になるが、てん

■ てんかんの発作時の脳波

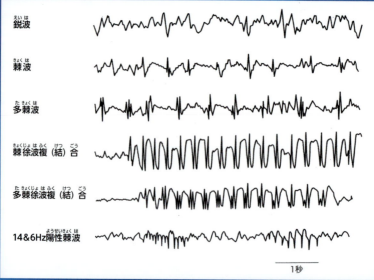

てんかんの発作が起きる時は、神経細胞から大きな電流が流れる。脳波は脳から出る電流を拾うため、大きな電流が出たときは、さまざまな形の異常な波が現れる。

鋭波
棘波
多棘波
棘徐波複（結）合
多棘徐波複（結）合
14&6Hz陽性棘波

1秒

『やさしいてんかんの本』（著者：山内俊雄、編集協力：日本てんかん協会、保健同人社）より転載

てんかん

かんの発作時の脳波はとがった波（鋭波）や、とげのような波（棘波）の形となる。

脳の神経細胞は、通常は興奮と抑制の調和をとりながら活動している。その調節役を果たしているのが、抑制性の神経伝達物質であるγ-アミノ酪酸（GABA）だ（→p70）。しかし、GABAの濃度が極端に下がると、抑制力が弱まって興奮する力が強く働く。クルマにたとえれば、ブレーキが効かず、アクセルが全開の状態だ。抑制力を失った脳内の神経細胞では過剰興奮が起こり、膨大な電気信号が送られ、筋肉の痙攣や硬直、失神、意識障害などが起きる。

■部分発作と全般発作がある

てんかんは、興奮の広がり方によって2種類に大別される。

1つは神経細胞の興奮が脳の一部で発生してから徐々に広がる部分発作で、異常な興奮が起きる範囲は小さい。

もう1つは脳全体が一気に興奮状態になる全般発作で、脳のほぼすべての部分が過剰興奮の影響を受ける。てんかんの発作として一般的に知られる、意識消失、痙攣のように震える間代性発作、手足が硬直する強直性発作は、全般発作によるものだ。

■神経細胞の興奮と抑制

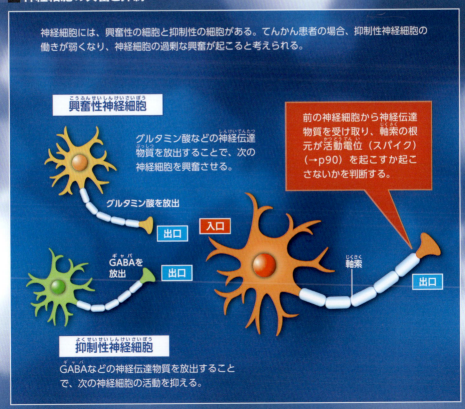

神経細胞には、興奮性の細胞と抑制性の細胞がある。てんかん患者の場合、抑制性神経細胞の働きが弱くなり、神経細胞の過剰な興奮が起こると考えられる。

脳と心の病気

4章 パーキンソン病

■ パーキンソン病患者の脳

パーキンソン病患者と健康な成人の脳画像。線条体の赤い部分にドーパミンがある。

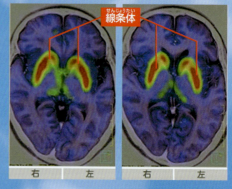

| パーキンソン病患者の脳 | 健康な成人の脳 |

健康な成人と比べ、ドーパミンが少ないことがわかる。　ドーパミンが豊富にあることが確認できる。

提供：自治医大ステーション・ブレインクリニック　藤本健一、自治医科大学神経内科学　村松慎一
出典：「パーキンソンjp.」(ノバルティスファーマ提供)

■ パーキンソン病とは

　パーキンソン病は1817年にイギリス人医師のジェームズ・パーキンソンがはじめて報告し、その名がつけられた。

　初期症状として、左右どちらかの手足に震えが現れる。その後、次第に運動や歩行が思うようにできなくなり、やがて寝たきり状態になってしまう。症状は数カ月から数年をかけてゆっくりと進むが、個人差もみられる。日本人の有病率は約1000人に1人。発症年齢のピークは50～60歳代で、高齢化社会の進展に伴い、患者数は増加傾向にある。

　パーキンソン病は、中脳の基底核にある黒質が変性してしまうために起こる。黒質には、運動を制御する神経伝達物質、ドーパミンをつくる細胞がある。正常時はドーパミンが大脳基底核の線条体へ情報を伝えることで円滑な運動ができるが、黒質が変性するとドーパミンの量が減少して運動障害が生じる。ドーパミンの量が通常の20％以下になると、パーキンソン病の症状が現れるといわれる。

　おもな症状として、安静時の振戦（意図しない震え）、筋強剛（手足や関節のこわばり）、無動・寡動（動作が遅くなる）、姿勢が不安定になる姿勢反射障害がある。

パーキンソン病

■ ホーン・ヤールの重症度分類

パーキンソン病の重症度を判定するための国際指標として用いられている。赤い部分が障害のある部位。

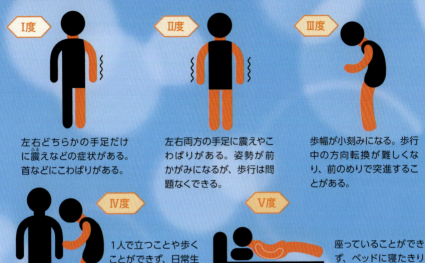

I度 左右どちらかの手足だけに震えなどの症状がある。首などにこわばりがある。

II度 左右両方の手足に震えやこわばりがある。姿勢が前かがみになるが、歩行は問題なくできる。

III度 歩幅が小刻みになる。歩行中の方向転換が難しくなり、前のめりで突進することがある。

IV度 1人で立つことや歩くことができず、日常生活で部分的な介助が必要になる。

V度 座っていることができず、ベッドに寝たきりになり、全面的に介助が必要になる。

■ 世界中で治療法が研究される難病

　パーキンソン病は日本で難病に指定されている。重症度を示す指標として「ホーン・ヤールの重症度分類」などが用いられ、日常生活に支障をきたすと判断された患者は、抗パーキンソン病薬での治療対象者となる。
　おもな治療薬はレボドパである。これはドーパミンがドーパミンになる前の物質（前駆物質）で、服用すると脳内でドーパミンの欠乏を補う働きをして症状を抑える。ただし、副作用が多くみられ、長期間使用すると効果が弱まる。
　レボドパが効果的に作用するように、通常はレボドパの働きを補助するドーパミン脱炭酸酵素阻害薬（DCI）の合剤が使われる。認知症（→p152）の症状がない患者や、比較的若い患者は、レボドパよりも作用時間が長いドーパミンアゴニストも第一選択薬になる。ほかにも、抗コリン薬などいくつかの治療薬があり、症状により組み合わせて服用する。
　こうした投薬治療で症状を抑え込むことができても、パーキンソン病の根本的な治療には至らない。治療法の確立を目指し、ドーパミンを生成する遺伝子を脳の細胞に導入する遺伝子治療や、多様な組織に成長する可能性を持つ幹細胞を用いて黒質の神経細胞を再生させる治療など、世界中でさまざまな研究が行われている。

4章 脳と心の病気
統合失調症

■統合失調症とは

　統合失調症は、かつて精神分裂病と呼ばれていたが、偏見を助長しやすいという理由から2002年に改称された。人格が分裂する病気のように誤解されることがあるが、そうではなく、現実と空想の境がわからなくなる精神障害といえる。
　症状は、陽性と陰性に分かれる。陽性症状は、妄想や幻覚など、本来あるはずのないものが現れる。陰性症状は、感情の動きがなくなり、意欲が低下するなど、本来あるはずのものが失われてしまう。
　統合失調症は、およそ100人に1人弱が発症している。最初に症状が出るのは思春期から青年期で、10代後半から30代が多い。進学や就職、結婚など、人生における転機が発症のきっかけになることが多いといわれている。

■統合失調症の症状

陽性症状の例	
幻覚	「お前はバカだ」などの批判や、「あっちへ行け」などの命令の声が頭の中に響く。
妄想	「警察が自分を尾行している」「自分の考えが世界にもれている」などの被害妄想を抱く。

陰性症状の例	
感情の障害	感情の動きがなく無表情になり、他人の感情に気づきにくくなる。
意欲の障害	何もやる気が起きず寝てばかりいたり、他人と交流したがらず引きこもったりする。
感情の障害	話題が飛んだり、作業ミスが多いなど、言動がちぐはぐになる。

ムンクの代表作『叫び』と統合失調症

　有名なノルウェーの画家、エドヴァルド・ムンクの代表作『叫び』。耳をふさいで立っている男性はムンクだといわれ、「自然を貫く大きな叫び声が果てしなく聞こえた」と本人も記している。
　ムンクは統合失調症を発症したとされており、この絵を描いた10年後、明らかな精神異常をきたして療養生活を送るようになった。絵を見ると、制作時から幻覚や幻聴などの症状が現れていたことが推察できる。

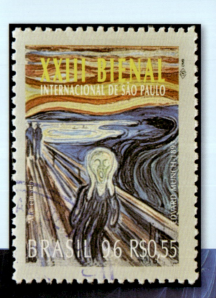

統合失調症

■ ドーパミン仮説

脳の神経回路を伝わるドーパミンの機能異常が、統合失調症の原因と考えられている。

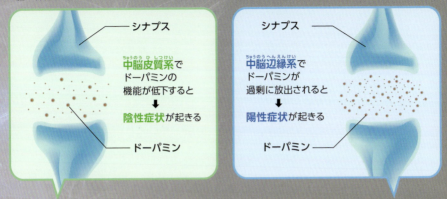

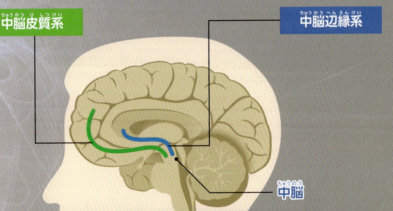

■ 統合失調症の原因

　統合失調症を発症する原因は、今のところわかっていない。遺伝的な素因の関与が明らかになっているが、それも危険因子の1つに過ぎず、ストレスなどの環境要因も影響を及ぼすといわれる。

　現在、有力視されているのが、気持ちを興奮させたり、緊張させたりする働きを持つ神経伝達物質、ドーパミンの機能異常を原因とする「ドーパミン仮説」だ。脳内には、ドーパミンによって情報を伝える神経回路がいくつかある。その1つである中脳辺縁系でドーパミンが過剰に放出されると、統合失調症の陽性症状が現れるとされている。これは、ドーパミンの増加を促すレボドパという薬を投与されたパーキンソン病患者に、陽性症状に似た副作用がみられることから発見された。一方、中脳皮質系という神経回路でドーパミンの機能が低下すると、陰性症状が現れることが確認されている。

　この説のほかに、セロトニンやグルタミン酸などの神経伝達物質が関係しているというものや、記憶にかかわるシナプスの減少が関与しているというものもある。

4章 脳と心の病気

うつ病

■うつ病とは

誰にでも気分の浮き沈みがある。日常生活を送る中で失敗や不幸があれば、ショックや喪失感を味わい、落ち込んでしまうこともある。しかし、こうした抑うつ状態が長期にわたり強く続く場合は、うつ病の可能性がある。日本では近年、うつ病の患者が増加している。

患者が自覚できるうつ病のおもな症状は、悲観的になったり、気力や意欲がなくなったり、不安で眠れなくなったりすることだ。周囲から見て異変を感じる症状は、表情が暗くなったり、反応が遅くなったり、落ち着きがなくなったりすること。体に症状が出ることもあり、食欲や性欲が減退したり、意味もなく疲れやすくなったり、肩こりや頭痛などが起きることもある。

うつ病は気分障害（感情障害）の一種である。近年の新たな分類では、躁うつ病（双極性障害）と区別するため、単極性うつ病とも呼ばれる。また、脳卒中（→p150）や生活習慣病など、ほかの病気に伴って症状が現れる身体因性うつ病もある。

■うつ病の原因

うつ病は心の病気と思われがちだが、脳内に原因がある脳の病気である。明らかな原因はわかっていないが、モノアミン仮説と神経可塑性仮説が考えられている。

モノアミン仮説は、脳内の神経細胞の接続部であるシナプス間隙（→p68）で、モノアミン（セロトニン、ノルアドレナリン、ドーパミンなど、気分に関与する神経伝達物質の総称）の量が減少することをうつ病の原因とするものだ。モノアミンの量を減

新しいタイプのうつ病が増えている

近年、若者の間で新しいタイプのうつ病（新型うつ病、非定型うつ病）が増えている。仕事絡みのストレスが原因の場合が多く、仕事に行く時に意欲が出ないといった抑うつ状態になるが、プライベートで趣味などを楽しむ時は元気になる、という特徴がある。

こうした新型うつ病は医学的には病気と認められておらず、抗うつ薬が効かないケースもある。

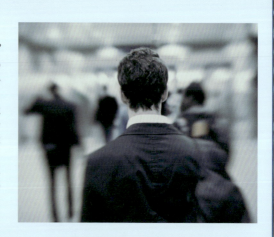

らす薬が、うつ状態を引き起こしやすいことから考え出された。現在、一般的に用いられる抗うつ薬は選択的セロトニン再取り込み阻害薬（SSRI）であり、服用するとモノアミンの量が増える効果がある。

神経可塑性仮説は、<u>過度なストレスによって脳内の神経栄養因子が減少し、うつ病が発症する</u>というものだ。神経栄養因子は神経細胞の栄養分のような存在で、新しい神経細胞をつくったり、成長を助けたりする働きがある。したがって神経栄養因子が減ると、連鎖的に神経細胞も減る。すると神経細胞から出るモノアミンの量も減り、気分が落ち込んでしまうというものだ。

SSRIなどの抗うつ剤を服用してモノアミンの量が増えると、神経栄養因子の産生が増加する。そして神経細胞の数が増え、うつ状態が改善すると考えられている。

■ 神経可塑性仮説のイメージ

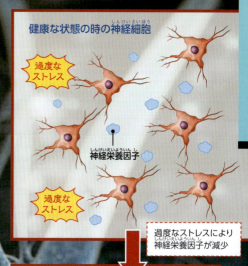

健康な状態の時の神経細胞

過度なストレス

神経栄養因子

過度なストレス

過度なストレスにより神経栄養因子が減少

うつ状態の時の神経細胞

健康な状態の時に比べて神経細胞の数が減少している。

選択的セロトニン再取り込み阻害薬（SSRI）などの抗うつ薬を服用

健康な状態に回復した時の神経細胞

抗うつ薬の影響でモノアミンの量が増えて、神経栄養因子の数も増える。これが新しい神経細胞の産生や成長につながり、神経細胞の数が増えて、抑うつ状態が改善される。

4章 パニック障害

脳と心の病気

■パニック障害の症状

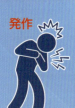
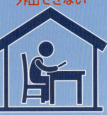

発作 → 慌てて救急車を呼んでも、病院に着く頃には症状がおさまる。 → 検査をしても体の異常は見つからない。 → 常に不安 → 外出できない

パニック発作 → 予期不安 → 広場恐怖（外出恐怖）

- 突然、激しい動悸、冷や汗、息苦しさ、震えなどに襲われ、「このまま死ぬのでは…」という不安を感じる。
- パニック発作を繰り返すと、「また起こるのでは…」という不安感に常に襲われる。
- 外出時にパニック発作が起こることを恐れ、外出できなくなり、家に引きこもりがちになる。

■パニック障害とは

　パニック障害は、動悸や呼吸困難などのパニック発作が突然起こり、この発作が次はいつ起こるかという不安に襲われ、日常生活に支障をきたす状態である。かつては不安神経症や心臓神経症として扱われていたが、のちに不安障害という脳疾患の1つとして分類されるようになった。100人いれば2～3人がかかるといわれ、珍しい病気ではないものの、病気の存在を知らない人も多い。

　パニック障害には、大きく3つの症状がある。1つめは、激しい動悸や発汗、頻脈などの身体的な症状が急に現れ、「このまま死ぬのではないか」という強い不安にかられるパニック発作だ。発作は10～30分ほど続き、長くても1時間くらいでおさまる。慌てて救急車を呼ぶ人もいるが、病院に着く頃には落ち着くことが多い。検査をしても体に異常が見つからないのが特徴だ。

　パニック発作を何度か経験すると、「また起こるのではないか」という不安感に常に襲われる。これが2つめの予期不安だ。予期不安はさらなる不安を生み、次に発作が起きた時、他人に見られることなどを恐れ、人が大勢いる場所や、過去に発作を起こした場所を意識的に避けるようになる。これが3つめの広場恐怖（外出恐怖）だ。

　パニック障害を治療せずに放っておくと、症状が悪化してうつ病（→p160）を併発するケースもある。また、不安から逃れるため、アルコール依存症（→p181）になる人もいる。

パニック障害

■パニック障害の原因

パニック障害はなぜ起きるのか。明確な理由は判明していない。しかし、気の持ち方といった精神的な問題ではなく、脳で不安に関与する4つの部位が関係していることがわかっている。

その部位は、大脳、大脳辺縁系、青斑核、視床下部である。これらの部位で神経系の機能異常が起こり、パニック障害の症状を引き起こしていると考えられている。

■パニック障害を引き起こす脳の部位

大脳
精神や体の活動を制御する脳の最高中枢。大脳で神経伝達物質のセロトニンが分泌異常を起こすと、パニック障害の回避行動（嫌な状況を避ける一時しのぎの行動）などが生じると考えられている。

大脳辺縁系
不安や恐怖などの原始的な感情を司る部位。大脳辺縁系でセロトニンが分泌異常を起こすと、強い不安を感じ続けると考えられている。

青斑核・視床下部
青斑核は、生存上の危険を察知すると、脳内に神経伝達物質のノルアドレナリンを放出して警報を送る。その警報をキャッチした視床下部は、心臓や血管、汗腺などに反応を伝える。しかし、これらの部位が誤作動を起こすと、危険がないのにパニック発作を引き起こすと考えられている。

脳と心の病気

4章 睡眠障害

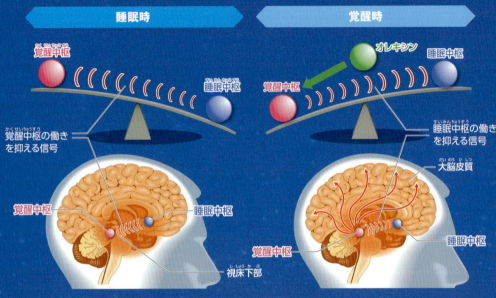

■健常者の睡眠と覚醒

睡眠中枢が覚醒中枢の働きを抑えることで眠くなる。

覚醒中枢が睡眠中枢の働きを抑えることで目が覚め、大脳皮質の活性化が促される。オレキシンが覚醒中枢に供給されることで、覚醒状態が維持される。

■睡眠と覚醒のしくみ

ヒトは1日の間に睡眠と覚醒を繰り返す。脳の視床下部の前には睡眠中枢があり、後ろには覚醒中枢がある。この2つが互いに抑制し合いながら常にどちらかが優位になり、眠くなったり目を覚ましたりしている。

睡眠中枢と覚醒中枢はシーソーのような関係だ。睡眠時は、睡眠中枢から覚醒中枢の働きを抑える信号が出ている。覚醒時は、覚醒中枢から睡眠中枢の働きを抑える信号が出て、大脳皮質の活性化が促されている。

睡眠中枢と覚醒中枢は、一方の力が少しでも強くなるとすぐにそちらへ傾き、なかなか安定しない。そこで重要な役割を果たしているのが、神経伝達物質のオレキシンだ。オレキシンは覚醒中枢を活性化させる働きを持つため、昼間にオレキシンが覚醒中枢に供給されることで、覚醒状態を安定的に維持できる。

■体内時計中枢がリズムを調整

睡眠と覚醒のリズムを調整しているのは、おもに体内時計である。人体にある細胞はそれぞれが体内時計の機能を備えており、昼夜の時間を刻んでいる。しかし、細胞が刻む時間は、ほかの細胞の時間とも、実際の時間とも微妙なずれがある。このずれを

睡眠障害

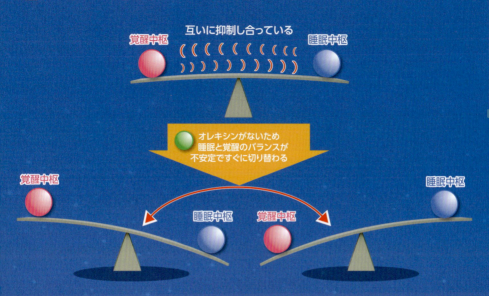

■ ナルコレプシー患者の場合

覚醒中枢が健常者よりも自発的に働いて、睡眠中枢と微妙なバランスを維持しているが、オレキシンがないために不安定で、すぐどちらかに傾いてしまう。

修正する標準時計の役目を果たすのが、脳の視交叉上核にある体内時計中枢だ。

睡眠などの生理現象は、体内時計によって活動すべき時間を認識している。朝が来ると目が覚めるのは、外の光などで体内時計が作動して覚醒中枢に覚醒信号（起きなさいという信号）が送られるためだ。体内時計が昼を認識すると覚醒信号が強くなり、夜を認識すると覚醒信号が弱くなる。

■ 睡眠障害とは

睡眠障害は、夜になっても眠れなくなる不眠症や、昼間でも眠くて仕方がなくなる過眠症、寝ている間の異常行動など、睡眠にかかわる病気の総称である。睡眠障害の1つにナルコレプシーがある。昼間の覚醒時に、耐えがたい眠気に襲われたりする過眠症だ。睡眠発作といえる症状も現れ、過眠のほかに、笑ったり怒ったりすると突然筋肉の力が抜ける情動性脱力発作や、寝入りばなに金縛りのような症状が起きる睡眠麻痺なども起こる。

ナルコレプシーには、視床下部で産生されるオレキシンがなくなることによって生じるものもある。そのため、ナルコレプシー患者は昼間でも睡眠と覚醒のバランスが不安定になって突然スイッチが切り替わり、眠り込んでしまう。

4章 脳と心の病気

摂食障害
せっしょくしょうがい

■ 神経性食欲不振症（拒食症）患者のMRI画像

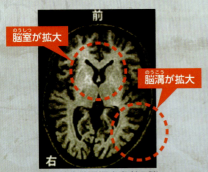

脳室が拡大
脳溝が拡大

神経性食欲不振症患者の脳

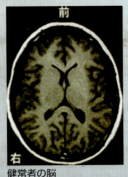

健常者の脳

神経性食欲不振症患者と健常者の脳を比べると、神経性食欲不振症患者の脳が萎縮していることがわかる。また、神経性食欲不振症患者は、脳溝（脳の表面にあるしわ）と、脳室（脳脊髄液で満たされた腔）が拡大している。

提供：特定非営利活動法人
標準医療情報センター

■ 摂食障害とは

「もっと痩せて魅力的になりたい」とダイエットに励む人は多い。メディアに登場するモデルが皆とても痩せているので、その影響も大きいだろう。痩せたいという願望がエスカレートし、傍目からは十分痩せて見えるのに「自分は太っている」という強迫観念から逃れられず、食べる行為を自分でコントロールできなくなる病気を摂食障害という。

摂食障害には２つのタイプがある。過度な食事制限をして、痩せすぎの体型になってしまう病気を神経性食欲不振症（拒食症）という。重度になると自分の思考や行動を制御できなくなり、体が痩せ細ってもなお体重増加を恐れて食事を避ける。慢性的な栄養不足に陥って身体機能が低下し、最悪の場合、命を落とすこともある。

反対に、短時間に異常な量を食べ過ぎてしまう病気を神経性過食症（過食症）という。食べ過ぎた後は自己嫌悪に陥り、体重増加を防ぐためにわざと吐いたり、下剤で排出

■ 神経性食欲不振症（拒食症）の症状例

- 髪の毛がぱさついたり、抜けやすくなったりする
- うつになり、記憶力や思考力が下がる
- 動悸、徐脈（脈が遅くなること）、低血圧、心不全が起きる
- 筋肉の衰弱
- 腎不全、腎石
- 肌が乾燥し、体のうぶ毛が濃くなる
- 貧血、体液中の電解質が減る
- 無月経や不妊になる

摂食障害

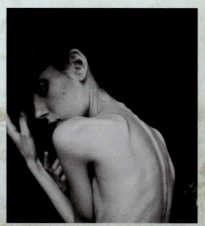

神経性食欲不振症（拒食症）になると、体重が減って痩せ細っているにもかかわらず、太ることへの恐怖を感じ続ける。

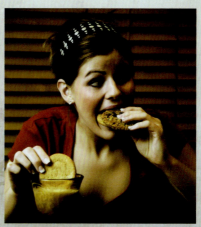

神経性過食症（過食症）になると、むちゃ食いを反復しながらも、それに罪悪感を覚え、自発的な嘔吐や下剤の乱用を繰り返す。

■神経性過食症（過食症）の症状例

- 自尊心が低くなる。うつ、めまいに襲われる
- 食道炎、胸焼け、食道破裂
- 頬が痛む、虫歯、知覚過敏、歯肉疾患、歯がとけて欠ける
- 低血圧、徐脈、不整脈、心筋異常、心不全が起きる
- 胃痛、胃潰瘍、膨満感、胃内滞留時間が増える
- 貧血、体液中の電解質が減る、脱水症状
- 筋肉の衰弱
- 肌が乾燥する

したりする。そのため、どんなに食べても体重は正常範囲でおさまっている場合が多い。

摂食障害患者の95％を思春期・青年期の女性が占めている。

■栄養不足で脳が萎縮する

摂食障害患者の脳は、健常者と比べ、神経伝達物質のセロトニン（→p70）の量が少ない。また、ストレスに反応して分泌されるコルチゾールというホルモンの量が増えることが確認されている。これらは、うつ病患者（→p160）にもみられる現象であり、実際に摂食障害とうつ病を併発する例は少なくない。詳細はわかっていないが、この２つの疾患には関連性があると考えられている。

神経性食欲不振症患者のMRI画像を見ると、脳に萎縮が起きていることがわかる。これは脳に十分な栄養が行き渡らなくなるためだ。脳が萎縮すると記憶力や思考力が低下し、人格にも影響する。神経性食欲不振症を改善して通常の食生活に戻ったとしても、一度萎縮した脳は簡単には戻らないので、摂食障害は深刻な病気といえる。

4章 脳と心の病気

PTSD（心的外傷後ストレス障害）

■ PTSD（心的外傷後ストレス障害）とは

　ヒトは生死にかかわる自然災害に巻き込まれたり、死傷事件などの悲惨な現場を目撃したりすると、強いストレスを受け、それをきっかけに障害が引き起こされる場合がある。この障害を、PTSD（Post Traumatic Stress Disorder：心的外傷後ストレス障害）と呼ぶ。

　PTSDの症状には、つらい体験が突然よみがえってきて苦しむ再体験症状、精神的に不安定になって眠れなくなる過覚醒症状、つらい体験を思い起こさせる場所や物事を避けたがる回避症状などがある。こうした症状が、きっかけとなる体験から1カ月を過ぎても続くことがPTSDの特徴だ。

　アメリカでは、ベトナム戦争から帰った兵士の約30％がPTSDに苦しんでいるという報告がある。

　また、2001年9月11日に起きたアメリカ同時多発テロ事件の後、生存者の約2割を対象に行われた調査によると、95.6％の人にPTSDに関係する症状が1つ以上あったといわれる。

■ アメリカ同時多発テロ事件とPTSD（心的外傷後ストレス障害）

事件の2〜3年後に行われた生存者（約2割）への調査

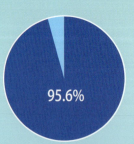

95.6％　PTSDに関係する症状がある

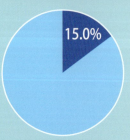

15.0％　PTSDの疑いと判定

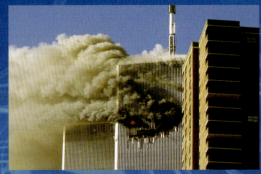

史上最大のテロ事件となった、アメリカ同時多発テロ事件。2つのビルが崩壊するなどの被害をもたらし、約3,000人が死亡した。
Ken Tannenbaum / Shutterstock.com

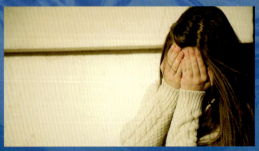

事件に巻き込まれながら生存した人の中には、当時の状況がよみがえるフラッシュバックなど、PTSDの症状に悩まされている人がいる。

PTSD（心的外傷後ストレス障害）

PTSD患者は海馬が小さくなる

　PTSDは、基本的に患者からの症状の聞き取りで診断されるが、客観的な診断基準も求められており、脳との関係が世界中で研究されている。その中でわかってきたのは、PTSD患者の脳では海馬が小さくなっていることだ。大脳辺縁系にある海馬（→p60）は、タツノオトシゴに似た形をしており、記憶などを司る。

　2011年に起きた東日本大震災の後、仙台市内の学生を対象に「ストレスと脳の体積」に関する調査が行われた。対象者の脳画像を見たところ、海馬の体積が減少していることが確認されており、震災による強いストレスが海馬の減少を促したと考えられている。

　ヒトは強いストレスを受けると、グルココルチコイドというホルモンが多く分泌される。しかし、ストレスを1カ月以上受け続けると、逆にグルココルチコイドの量が減ってしまう。このホルモンは海馬の神経細胞の成長を助ける働きがあるため、分泌が減ると海馬が萎縮する。その結果、記憶や忘却機能に障害が起こるのではないかと考えられている。

■ 東日本大震災と脳の海馬の減少

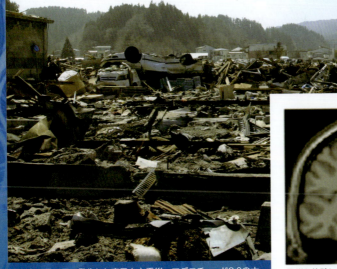

2011年3月11日に発生した東日本大震災。マグニチュード9.0の大地震が東北地方を襲い、巨大津波が太平洋沿岸地域をのみ込み、甚大な被害をもたらした。

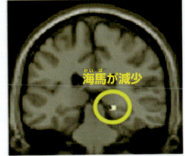

震災を体験した学生の脳画像。海馬の体積が減少していることが確認された。

A Sekiguchi, Y Kotozaki, M Sugiura, R Nouchi, H Takeuchi et al., Resilience after 3/11: structural brain changes 1 year after the Japanese earthquake, Molecular Psychiatry, Nature Publishing Group, Apr 29, 2014

4章 脳と心の病気
自閉症スペクトラム障害

■ 自閉症スペクトラム障害とは

　自閉症という名前から、自分の心を閉ざしてしまう病気だと誤解されがちだが、脳機能に問題があるために起こる先天性の障害である。以前は家庭環境や親の育て方が原因と考えられていたが、現在は否定されている。

　症状は幼児期からみられ、生涯にわたって続くことが多い。おもな障害は3つある。①言葉が遅れたり、相手の言葉をオウム返しに繰り返したりするなどのコミュニケーション障害。②場の空気や相手の気持ちを読み取りにくいなどの対人関係障害。③いつも同じ状態であることに強くこだわり、臨機応変に対応できないなどのイマジネーション障害。これらの障害がみられる人は自閉症と診断されるが、その中には知的発達や言語能力にほぼ問題がない人もいる。虹の色のように障害の境目がわかりにくいことから、近年はこれらをまとめて自閉症スペクトラム障害と呼ぶ。

　自閉症スペクトラム障害と脳の関係は明らかになっていないが、側頭葉や前頭葉下部、扁桃体などが関与していると考えられている。

■ 自閉症スペクトラム障害への関与が考えられる脳の部位

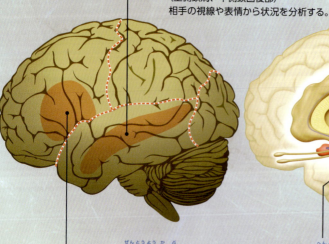
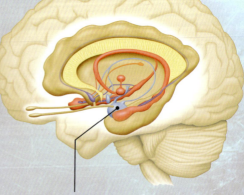

側頭葉
（上側頭溝、中側頭回後部）
相手の視線や表情から状況を分析する。

コミュニケーションを司る部位が関係していると考えられており、現在研究が進んでいる。

前頭葉下部
会話をしたり、他人の動作をまねたりする。相手の言動や表情からどんな気持ちなのかを読み取る。

扁桃体
快・不快や恐怖などの情動を認知する。

自閉症スペクトラム障害

■ 自閉症スペクトラム障害の患者と健常者のMRI画像比較

ある部位と連携している領域が赤く表示されている。健常者は赤い部分が脳の広い領域で認められるのに対し、自閉症スペクトラム障害の患者は領域が小さい。

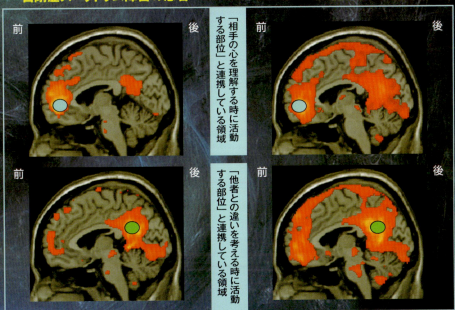

提供：福井大学子どものこころの発達研究センター

■ 脳の活動領域の連携が弱い

　自閉症患者の脳を健常者と比べると、2つの特定領域の連携が弱くなっていることが確認されている。

　自閉症スペクトラム障害の青年期患者19人と、健常者21人の脳の状態をMRIで観察。それぞれの脳で「相手の心を理解しようとする部分」と「他者との違いを考える部分」の活動に注目したところ、上の画像のように、健常者は両部位の活動に強い連携がみられたのに対し、自閉症スペクトラム障害の患者は両部位の連携が弱かったという。

さらに、この連携の度合いが弱いほど、自閉症スペクトラム障害の症状が重くなる傾向も確認されている。

　自閉症スペクトラム障害の診断を下す場合、これまでは長期間に及ぶ医師の診察が主体であり、客観的な生物学的指標が乏しかった。しかし、この研究成果をふまえ、自閉症の早期発見と早期治療につながる道が開くのではないかと注目されている。この障害は幼児期にコミュニケーションや社会性の訓練を始めることができれば、ある程度までは向上するといわれるだけに期待は大きい。

脳と心の病気

ADHD（注意欠陥多動性障害）

■ ADHDの症状例（注意欠陥多動性障害）

ADHDの子どもは、発達年齢に見合わない注意欠陥や多動性、衝動性などの症状が7歳頃までに現れる。

注意欠陥
- 勉強や遊びに長く集中できず、すぐに気が散ってしまう
- 必要なものをなくしたり、忘れたりしがちになる
- 課題を順序立てて進めるのが難しい

多動性
- じっと座っていられず、もじもじしたり、手足をぶらぶら動かしたりする
- 静かにしていなければならない時に急に動き回る
- おしゃべりしすぎてしまう

衝動性
- 列に並んで順番を待つのが難しい
- ほかの人がしていることをさえぎったり、邪魔をしたりする
- 大声を出してしまう

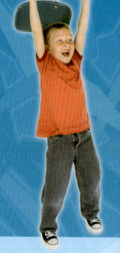

■ ADHD（注意欠陥多動性障害）とは

　学校で授業中なのに、教室内を歩き回ってしまう子どもがいる。あるいは集中できず、窓の外ばかり眺めてしまう子どもがいる。このように、状況に適した行動ができない子どもは、ADHD（Attention-deficit hyperactivity disorder：注意欠陥多動性障害）の可能性がある。学齢期の子どもの3～7％がADHDといわれている。

　ADHDのおもな症状は次の3つである。①集中力が欠ける注意欠陥、②じっとしていられず、常に手足を動かす多動性、③動作や行為を抑えられない衝動性。3つのうち複数の症状が出ることが多い。さらに、ADHD患者の30～50％がLD（学習障害）（→p174）を合併していることが知られている。

　かつてADHDは子どもの障害と考えられており、大人になれば改善するとされていたが、仕事での単純なミスや、買い物での衝動買いなど、成人後も一部の症状が残ることが確認されている。また、政治や経済、科学、スポーツ、芸能などの世界で成功している人の中でも、ADHDといわれる人は珍しくない。

ADHD（注意欠陥多動性障害）

■ ADHD の原因と考えられている説

前頭葉のワーキングメモリの機能不全
ワーキングメモリ（作業記憶）は、たとえば黒板の文字をノートに書き写す時、一時的に文字を覚えておく場合などに働く。この機能が働かないことで、感情や行動を制御できなくなったりするといわれる。

大脳基底核の血流低下
大脳基底核の血流量が少ないため、反射的な反応を抑制する働きがうまく作動しないといわれる。

ドーパミン作動性ニューロンの機能異常
前頭連合野でドーパミンを放出する神経細胞に異常があり、ドーパミンの量が適切でなくなるため、注意欠陥や多動などの症状が出るといわれる。

ドーパミンの流れ

■ ADHD の原因

ADHD が脳の機能障害によって引き起こされることはわかっているが、具体的には解明されていない。考えられている説には、前頭葉のワーキングメモリ（作業記憶）が働いていないというものや、大脳基底核（→p61）の血流量が減っているというものなどがある。これらの説を証明するように、ADHD の子どもの脳画像を見ると、前頭葉と大脳基底核の縮小が確認できる。

また、前頭連合野で神経伝達物質のドーパミンを放出する、ドーパミン作動性ニューロンの機能異常を原因とする説もある。その根拠は、ドーパミンの量が適切でないと、さまざまな認知機能障害が現れるためだ。

ADHD の発症には遺伝的要因もあり、ADHD 患者を親に持つ子どもは、そうではない子どもより発症率が高くなる。一卵性双生児の1人が発症したら、もう1人も ADHD になる確率が高くなるという報告もある。

ADHD の治療には、神経細胞のシナプス間隙（→p68）で放出されるドーパミンの量を増やしたり、ドーパミントランスポーター（ドーパミンの再取り込み口）による再吸収を阻害したりする、メチルフェニデート塩酸塩などが用いられる。ただし、この薬は覚醒剤に似た構造を持っているため、12歳頃までに服用を終えるのが一般的である。

脳と心の病気

4章 学習障害（LD）

■ 発達障害の種類と特徴

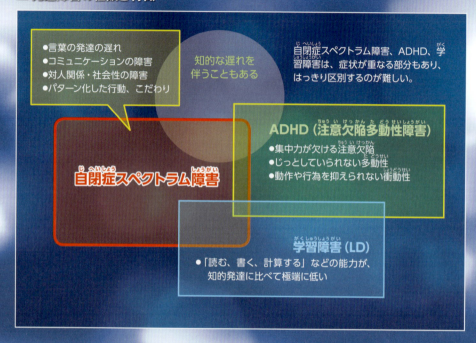

- 言葉の発達の遅れ
- コミュニケーションの障害
- 対人関係・社会性の障害
- パターン化した行動、こだわり

知的な遅れを伴うこともある

自閉症スペクトラム障害、ADHD、学習障害は、症状が重なる部分もあり、はっきり区別するのが難しい。

ADHD（注意欠陥多動性障害）
- 集中力が欠ける注意欠陥
- じっとしていられない多動性
- 動作や行為を抑えられない衝動性

自閉症スペクトラム障害

学習障害（LD）
- 「読む、書く、計算する」などの能力が、知的発達に比べて極端に低い

■ 学習障害（LD）とは

教師や親などが熱心に指導し、自分も努力しているのに、勉強ができない子どもがいる。このような子どもは、学習障害（LD：Learning Disabilities）の可能性がある。

文部科学省の定義によると、学習障害は知的障害がないにもかかわらず、「聞く、書く、読む、話す、計算する、推論する」能力のうち、特定の能力の習得と使用が困難な状態を指す。たとえば、小学校高学年なのにひらがなが書けない子どもや、普通の勉強は問題なくできるのに算数の計算だけができない子どもは学習障害が疑われる。

また、学習障害のLDは、健常児とは学び方のアプローチが違うという意味からLearning Differencesと呼ぶこともある。

学習障害の子どもが、ADHD（注意欠陥多動性障害）（→p172）や自閉症スペクトラム障害（→p170）などを合併することも少なくない。これらの障害は発達障害というカテゴリーでくくられており、症状をはっきりと区別しにくいのが特徴だ（上図参照）。

学習障害が起こる原因は、遺伝子異常や染色体異常、出生前後の脳発育異常、胎生期感染など、さまざまな説が考えられてきたが、詳細は明らかになっていない。

学習障害（LD）

■ 発達性ディスレクシアの小児の脳活動

音韻処理にかかわる課題を与え、それをやっている時の脳の活動を調べたもの。左の画像では、活動している部分をオレンジ色で示している。右の棒グラフの、赤の棒は音韻処理がない時の脳活動、青の棒は音韻処理がある時の脳活動を示している。

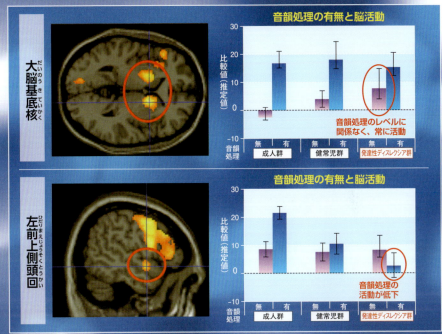

提供：国立研究開発法人　国立精神・神経医療研究センター

■ 発達性ディスレクシアの原因

学習障害の1つに、発達性ディスレクシア（発達性読み書き障害）がある。日本人に約1〜2％いるといわれ、知能が正常でも、ひらがなや漢字などの文字が書けない。

発達性ディスレクシアの原因は、音韻処理機能（話す時に言葉の音を処理する機能）の異常と考えられている。そこで、健常な成人、健常な小児、発達性ディスレクシアの小児を対象に、それぞれ音韻処理機能が働く時の脳活動を機能的磁気共鳴画像法（fMRI）で観察する実験が行われた。すると、発達性ディスレクシアの小児の脳では、大脳基底核（→p61）と、側頭葉にある左前上側頭回で活動異常がみられた。

大脳基底核では、音韻処理のレベルに応じて健常な成人・小児の活動が変化したのに対し、発達性ディスレクシアの小児はレベルに関係なく常に活動していた。左前上側頭回では、健常な成人・小児は音韻処理の能力が高いほど活動も上がったが、発達性ディスレクシアの小児は活動が低下していた。

これにより、音韻処理において大脳基底核は効率性、左前上側頭回は熟達性に関与しており、この2つの機能異常がディスレクシアにかかわることがわかってきた。この結果が診断や治療の確立につながることが期待される。

髄膜炎

■髄膜の構造

髄膜は、硬膜、クモ膜、軟膜の3層から成り、脳実質（脳そのもの）を守っている。クモ膜と軟膜の間にあるクモ膜下腔に、脳脊髄液がある。

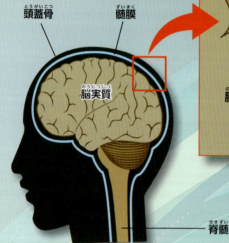

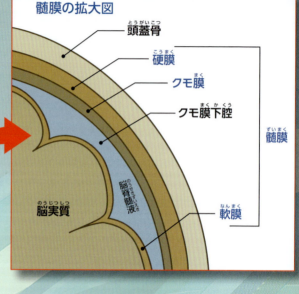

■髄膜炎とは

　脳や脊髄を包み込み、保護している膜を髄膜という。その髄膜がウイルスや細菌などに感染し、炎症を起こす病気が髄膜炎である。多くの場合、体の別の場所から病原菌が入り、血液に乗って髄膜まで到達して発症するが、事故などで頭にけがを負い、そこから感染することもある。髄膜炎は、風邪、中耳炎、肺炎、麻疹などの合併症としてもみられる。

　髄膜炎を発症すると、激しい頭痛、発熱、吐き気、倦怠感、首筋が硬直して曲がらなくなるなどの症状が現れる。悪化すると意識障害や痙攣を起こし、命にかかわることもある。

　発症の疑いがある場合、脳を撮影した画像では判断がつきにくいため、腰から針を刺し、脳脊髄液を採取して診断する。普段の脳脊髄液は透明でサラサラしているが、病原菌が入ると、それを退治するために白血球が集まるため、濁ってドロドロになり、肉眼でも異常がわかる。異常のある脳脊髄液は培養して検査を行い、病原菌が判明したら適切な抗生物質を投与して治療にあたる。

　ヒトにとって最も重要な器官である脳は、

髄膜炎

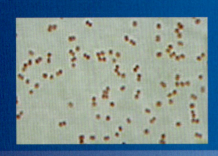

髄膜炎菌

髄膜炎の患者の脳脊髄液から採取された髄膜炎菌。この菌は、くしゃみなどによって飛沫感染することもあり、気道から血液に入り、髄膜まで侵入して髄膜炎などを引き起こす。

国立感染症研究所ホームページより

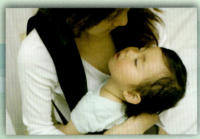

細菌性髄膜炎は、免疫力が弱い2歳くらいまでの子どもがかかりやすい。発熱や嘔吐など、初期症状は風邪と区別しにくいことが特徴だ。

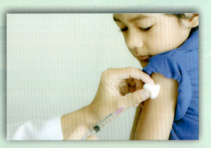

細菌性髄膜炎の予防には、ワクチンの接種が有効。現在のようにワクチンが普及する前は、年間に約1,000人が細菌性髄膜炎にかかっていたといわれる。

正常時は完全な無菌状態に保たれている。しかし、免疫力のない新生児や、大人でも病気で免疫力が弱まった時などに、普段は入れないはずの病原菌が脳内に侵入することがある。

脳は無菌状態に慣れている分、体のほかの部位に比べて感染に弱い。そのため病原菌がわずかに侵入しただけでも、症状が重篤化する可能性が高いのだ。

ウイルス性と細菌性がある

髄膜炎のうち、ウイルスが原因となって引き起こすものをウイルス性髄膜炎（無菌性髄膜炎）という。ウイルスの種類には、エンテロウイルスや単純ヘルペスなどがある。小児の場合、初期の症状は風邪と間違えやすいので注意しなければならない。

一方、細菌が原因となって引き起こすものを細菌性髄膜炎（化膿性髄膜炎）という。新生児では大腸菌、乳幼児ではインフルエンザ菌や肺炎球菌、成人では肺炎球菌や髄膜炎菌などによる症例が多い。

ウイルス性より発症率は低いが、致死率が数％〜数十％と高い。命を取り留めた場合でも、20〜30％に後遺症が残る恐ろしい病気だ。

第4章 脳と心の病気
感染症

■ MRI画像で見る脳炎

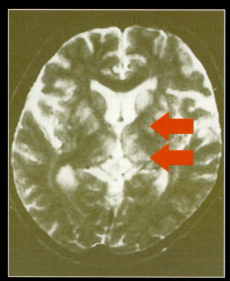

日本脳炎
両側の視床、大脳基底核に目立つ病変がある。

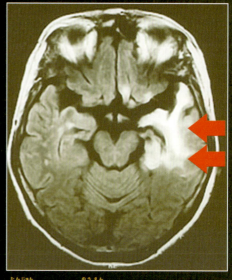

単純ヘルペス脳炎
左側頭葉および海馬などの大脳辺縁系に目立つ病変がある。

提供：庄司紘史

■感染症とは

　ウイルスや細菌などの感染によって引き起こされる病気を感染症という。そのうち、ウイルスが脳そのものに感染し、急性の炎症を起こす病気を脳炎と呼び、代表的なものとして日本脳炎と単純ヘルペス脳炎が挙げられる。

　そして、日本脳炎は、日本脳炎ウイルスによって引き起こされ、おもにコガタアカイエカという蚊が媒介する。ヒトからヒトへの感染はないが、ブタなどの体内でウイルスが増殖し、そのブタを刺したコガタアカイエカがヒトを刺すことで感染する。昔の日本では日本脳炎の患者が多かったが、予防ワクチンの定期接種が浸透したため、1992年以降は年間10人以下に減っている。しかし世界を見渡すと、東南アジアを中心に年間3〜4万人の発症例が報告されている。

　単純ヘルペス脳炎は、単純ヘルペスウイルスによって引き起こされ、<u>側頭葉と大脳辺縁系（→p60）</u>で発症することが多い。もともとは致死率の高い病気だったが、抗ウイルス剤が開発されてからは致死率が10％程度に減少した。

　脳炎を発症すると、頭痛や発熱、麻痺、失語症、幻覚、異常行動などがみられ、ひどくなると昏睡状態に陥る。炎症を起こした脳組織が膨張して頭蓋骨を圧迫し、強く押された部位に障害が残ることもある。

■ クロイツフェルト・ヤコブ病（CJD）患者の脳

正常な脳　　　　　　クロイツフェルト・ヤコブ病患者の脳

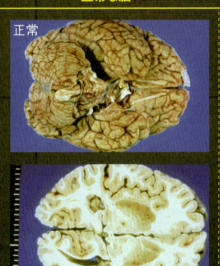
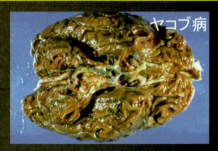
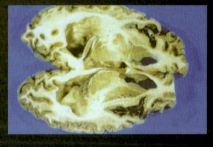

クロイツフェルト・ヤコブ病患者の脳を正常な脳と比べると、全体的に空洞が多く、海綿状になっていることがわかる。　理科ねっとわーく「高分子化合物デジタル素材集（生命・薬品の化学編）」より～画像提供：長嶋和郎

■ 脳が海綿状になる感染症

　ウイルスではなく、異常な「プリオン」というタンパク質が脳に感染して引き起こされる病気を、クロイツフェルト・ヤコブ病（CJD）という。通常、脳内には正常なプリオンが存在しているが、外部から異常なプリオンが侵入すると、正常なプリオンが異常なプリオンに変わる。そして、異常なプリオンが蓄積すると、脳組織をじわじわと破壊していく。壊れた脳組織には複数の穴があき、スカスカの海綿状になる。

　感染してから最初に現れる症状は、物忘れ、無気力感、動作のぎこちなさ、言語障害などである。その後に認知症（→p152）や運動失調などを起こし、発症から1〜2年で全身衰弱や呼吸不全などにより死に至る。

　CJDの一種である変異型CJDは、別名を牛海綿状脳症（BSE）という。この病気に感染した牛は、脳組織が海綿状になり、異常行動などを起こして死んでしまう。日本でも2001年にBSEの感染牛が発見されている。

　CJDには、自然発生型の孤発性CJD、遺伝による遺伝性CJD、移植手術などが原因で感染する獲得性CJDがある。変位型CJDも獲得性に含まれる。

　なお、パーキンソン病やアルツハイマー病でも、プリオンのように変性タンパク質の伝染によって生じると考えている研究者もいる。

4章 脳と心の病気

依存症

■依存症とは

　身につけることのない高級ブランド品などを購入し続ける買い物依存症、携帯電話を片時も手放せなくなる携帯電話依存症、リスクを承知でパチンコや競馬などに通うギャンブル依存症…。やめたほうがよいとわかっているにもかかわらず、ある物事に強く依存し、それなしではいられなくなる状態を依存症という。

　依存症は大きく3つに分けられる。1つ目は、買い物やギャンブルのように特定の行動に依存する行動依存。2つ目は、薬物などの特定の物質に依存する物質依存。3つ目は、異性や親子など、自分以外の人との関係に依存する関係依存だ。このうち、特に重大な障害や苦痛を引き起こすのが物質依存である。おもな依存物質には、覚醒剤、麻薬、アルコール、ニコチンなどがあげられる。こうしたものは嗜癖薬物と呼ばれ、繰り返し摂取するとやめられなくなる。

　物質依存になると、快楽を求めて摂取を我慢できなくなる精神的依存や、薬物を体内に入れないと体のバランスを崩す身体的依存、薬物を増やし続けないと効果がなくなる耐性といった症状が現れる。

■依存性の種類

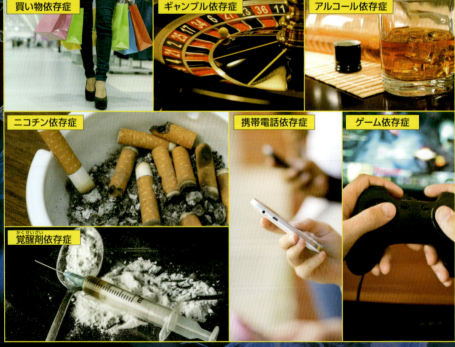

覚醒剤以外のものは、私たちの身の回りにあふれている。快感や高揚感を伴うものが依存の対象となる。

依存症

❹脳と心の病気

■アルコール依存症とは

物質依存の1つであるアルコール依存症は、仕事や家族、趣味などよりも飲酒をはるかに優先させる状態を指す。

この病気のおもな症状に、離脱症状がある。昔は禁断症状と呼ばれていたもので、飲酒しないと、手の震えなどの自律神経系の症状や、不安感やイライラ感といった精神症状が現れる。重症の場合、痙攣発作や意識障害などを引き起こすこともある。こうした離脱症状が現れるのは、脳と脊髄からなる中枢神経系がアルコールに依存している証拠といわれる。

アルコール依存症患者の脳には、特有の変化がみられる。それは「前頭葉が萎縮している」というものだ。前頭葉は思考や理性などを司るため、本来は「酒を飲みたい」という欲求を抑制する働きがある。しかし、アルコール依存症患者の脳では、前頭葉の細胞の一部が破壊されているため、欲求を抑制できなくなっていると考えられる。

アルコール依存症によって脳が萎縮すると、ろれつが回らなくなったり、歩行が困難になったりするほか、物忘れ、見当識障害（時間・場所・人物がわからなくなる）なども現れる。さらに、脳梗塞（→p150）などのリスクも高まる。

アルコール依存症は、酒を飲めば誰でも患うリスクがあるため、潜在的な患者が多く、治療の特効薬があるわけでもない。原因の50～60％は遺伝的要因と考えられており、予防や治療の確立につながる遺伝研究が進められている。

アルコール依存症患者の脳

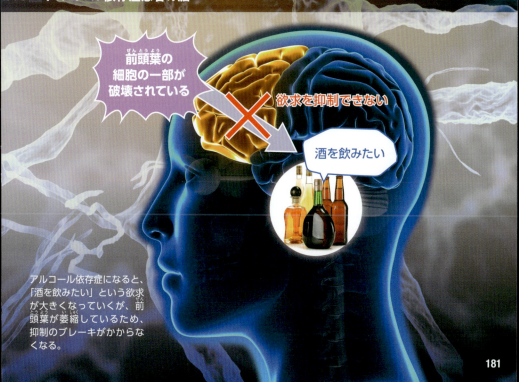

前頭葉の細胞の一部が破壊されている

欲求を抑制できない

酒を飲みたい

アルコール依存症になると、「酒を飲みたい」という欲求が大きくなっていくが、前頭葉が萎縮しているため、抑制のブレーキがかからなくなる。

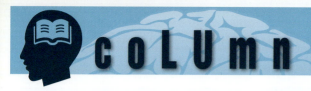

親から何を受け継ぐ？ 遺伝の謎

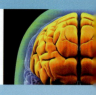

これまでの人生の中で、誰でも親からの遺伝について考えたことがあるだろう。身長、知能、才能、病気…。人間は遺伝の影響をどれくらい受けるのだろうか。最近の研究では、意外なものが親から受け継がれていることがわかってきた。

■ 統合失調症は遺伝する!?

脳と心にかかわる病気の1つに統合失調症（→p158）がある。

この病気を発症するかどうかは、素因（おおもとの素質）と環境に関係する。これまでの研究では、3分の2が素因、3分の1が環境の影響といわれている。この数字を見ると遺伝の影響を強く感じるが、3分の2という確率は、糖尿病や高血圧などの生活習慣病と同程度である。

また、一卵性双生児は遺伝的に同じ素因を持っているが、1人が統合失調症を発症し、もう1人も発症する確率は約2分の1だという。これらのことから、統合失調症は必ずしも遺伝の影響で発症するわけではないといえる。

逆に考えると、遺伝的な素因を持ちながら、発症していない人が多く存在することがわかる。そこで、そうした人の職業を調査したところ、芸術家や俳優、研究者などアイディアを要求されるクリエイティブな職業が多いことがわかっている。それまでには存在しなかったアイディアが、ポンと浮かんでくることは、統合失調症の主たる症状の1つ、幻覚に似ている。つまり、遺伝子がプラスに働いているのだ。

危険遺伝子が残されてきたのは、人類にとって、何らかの利点があったからだろう。むやみに恐れる必要もないのだ。

■ 睡眠時間は遺伝の影響だった

多忙なビジネスパーソンの中には「いったい、いつ寝ているのだろう？」と思うような人がいる。そうした人に聞いてみると、「自分は1日3時間寝れば十分」などという答えが返ってきたりする。

こうした睡眠時間が、遺伝の影響を予想外に大きく受けていることが最近の研究でわかってきた。ここでいう睡眠時間とは、体温調節や代謝、循環などの生命活動を営むために最低限必要とされる、休息としての睡眠時間を指す。

さまざまな国と人種を対象にしたある調査によると、睡眠時間の遺伝率は、乳幼児で60～70％、成人で30～50％という高い結果が出ているのである。

■ 遺伝率の例

睡眠時間	乳幼児	60～70％
	成　人	30～50％
身長		約86％
体重		約80％
知能		約80％
記憶力		約32％

第5章

未来の脳と心

現在、脳と心はどこまで
わかっているのか。脳と心の研究が、
社会にどのように役立てられているのか。
最新の研究成果に注目しながら、
未来の可能性を想像してみよう。

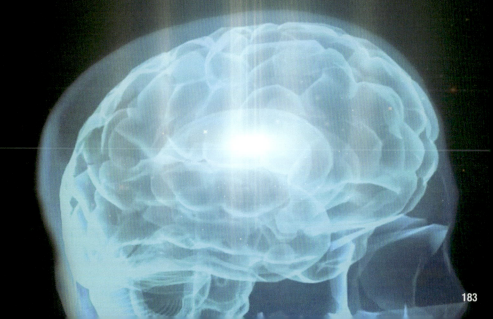

5章 未来の脳と心

心を読むマインドリーディング

■ 見た画像がわかるしくみ

準備 その人の脳の活動パターンを把握

コントラストパターン

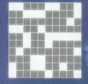

脳

視覚野でのパターン

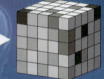

縦横10マスずつに区切られている

コントラストパターンのどのマスが埋まっている時に、視覚野のどの部分が反応するかを分析

画像を見る

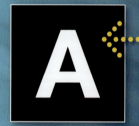

実験参加者にさまざまなコントラストパターンを見てもらい、個々の図形に対し、視覚野のどこが活動するのかをfMRIで測定することで、特定の図形を見たときの視覚野の活動パターンを得る。
多数のコントラストパターンを見せて、測定データを集めることで、図形と視覚野の活動パターンの間に法則性を見いだせる。

■ 外から脳内の画像を見る

多くの人が、他人の心の中を知りたいと思ったことがあるだろう。それゆえ顔の表情や筋肉の動きから、直感的に心の中を読み取る読心術のようなものも行われてきた。しかし、脳研究の進歩により、「術」を会得しなくても、特定の装置と分析方法を用いて、心の中を読める可能性が見えてきた。

この可能性につながる研究が、脳内の信号を解読することで心の状態を読み解く「マインドリーディング」の研究である。心が読めるまでにはまだ遠いものの、機能的磁気共鳴画像法（fMRI）などを使い（→p18）、脳内の電気信号を解析することで、その人が何の文字や図形を見ているかを脳の外から知ることにはある程度成功している。

ヒトが眼でとらえた視覚情報は電気信号に変換されて脳に送られる。「A」という文字を見た場合、脳内では、「A」の文字の形の画像ではなく、信号は特定の神経細胞ネットワークの活動として表現されて伝わり、後頭葉の視覚野で認識されて、初めて「A」の形がわかる。

実験では、まず、実験参加者にドットで構成された画像を多数、見てもらう。視覚野の神経細胞は、活動する細胞の付近の血流パターンが変化するため、fMRI装置で脳の外からその変化を計測し、どのような画像を見た時に、視覚野のどの部分が活動するかを調べる。それによって見ている画像と、脳の活動の間の法則性（パターン認

心を読むマインドリーディング

❺未来の脳と心

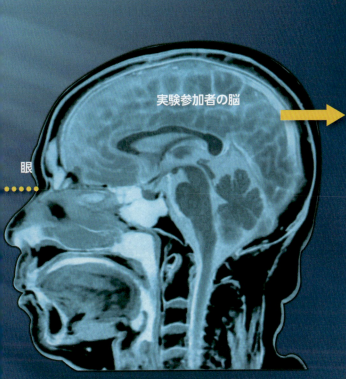
実験参加者の脳
眼

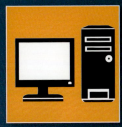
コンピューターで視覚野の活動パターンを解析

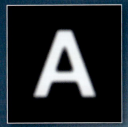
画像を予想して再構成

識アルゴリズム）を見つける。このアルゴリズムを使えば、脳内の活動を調べるだけで、どんな画像を見たのかがわかるのだ。

今後、アルゴリズムの精度が増せば、さらに複雑な画像にも対応できるだろう。また、同様の手法を聴覚野など、ほかの機能を持つ脳の部位に応用することで、さらなる広がりが期待できる。

■昏睡状態でもコミュニケーション

この技術が進むと、脳の外から心がのぞけることになる。それは困るという人がほとんどだろうが、救われる人もいる。

カナダでは、自動車事故で脳に大きなダメージを負って12年間、重度の昏睡状態だった男性の脳の活動をfMRIで測定しながらコミュニケーションをとる実験が行われた。男性は、手足が動かないだけでなく、表情をつくったり、目を動かしたりすることもできず、意識がないと思われていた。だが、fMRIで測定しながら質問したところ、質問に対して脳の活動状態が変化し、意思を持ってやりとりができることがわかった。

脳の活動パターンを分析することで、この患者のように、運動機能に障害があっても脳が活動している人とコミュニケーションを取れる可能性がある。さらに、脳からの指令で、車いすなど運動機能を補う機器を動かす可能性も生まれることから、マインドリーディングは、ブレイン・マシン・インタフェース（BMI）の重要な技術としても注目されている（→p188）。

5章 未来の脳と心
脳研究の最新技術で夢をのぞく

■ データを集めてアルゴリズムを作成

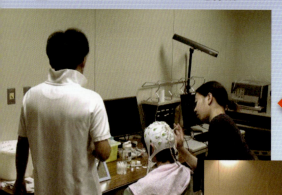

実験参加者の頭に電極が付いた脳波計を装着してもらう。

提供：©ATR脳情報研究所

fMRI装置の中で物体と活動データを関連づけて、アルゴリズムを作成する。
睡眠をとってもらい、夢を見る時に現れる脳波を検出したら、実験参加者を起こして夢の内容を聞き取る。

提供：©ATR脳情報研究所

■ 画像を再現する技術を応用

　近年の脳研究において、夢は脳が記憶を整理する過程で起こると考えられているが、昔から人々の興味を引きつけてきたにもかかわらず、夢に関してはわかっていないことが多い。
　その夢をのぞく新たな研究が始まっている。これは、脳の外から脳の活動を捉える機能的磁気共鳴画像法（fMRI）などを用いて（→p18）、脳が見ている画像を知る新しい手法（→p184）を発展させたもので、睡眠中の脳の活動パターンを分析して、夢の中に登場した人やモノを読み解くものだ。

■ 夢で見たものを予測

　実験では、まず、脳波計を装着した実験参加者にfMRI装置内で実際に睡眠をとってもらい、睡眠中の脳の活動状態を計測する。そして、夢を見ている時によく現れる脳波が出たら実験参加者を起こし、直前まで見ていた夢の内容を聞き取り、睡眠状態に戻す。この作業を繰り返すことで、夢の内容と、その夢を見た時に活動していた脳内の領域に関するデータを大量に蓄積する。
　夢の中に登場したさまざまなものは、本、クルマなど、約20のカテゴリーに分けて整理する。そして、本を見た時に活動する領

脳研究の最新技術で夢をのぞく

❺ 未来の脳と心

■ 脳の活動を分析して夢を当てる
覚醒直前に得られたデータを解析し、実験参加者の報告と照らし合わせる。

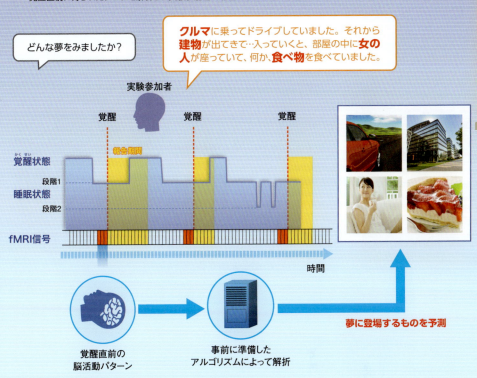

域、クルマを見た時に活動する領域など、カテゴリーごとのパターンを分析し、見たものから活動する脳の領域を予測する法則（アルゴリズム）を作成する。

　一方で起きている時に、本やクルマなど、各カテゴリーの一般的な画像を見た時の脳の活動領域を測定しておく。さらに、夢で見ている時も、起きて画像を見ている時も、同じ画像には、同じ領域が反応することも確認しておく。

　このような準備が整ったところで、改めて実験参加者にfMRI装置に入ってもらい、睡眠中の脳の活動データを、準備したアルゴリズムを使って解析しながら、実験参加者から夢の内容を聞き、夢に登場したものを当てることに成功した。実験では、覚醒する15秒以内に高い数値が現れたカテゴリーの物体が、実際に夢の中で出てくる割合が多いこともわかったという。

　脳の活動領域をさらに詳しく調べると、後頭葉から側頭葉にかけて広がる高次視覚野の活動情報が、夢に出てくるものを当てる精度が高いことも報告されている。

　実験で解読できたのは夢の中の一部だが、脳研究により、客観的に夢を取り出す可能性が見えたといえるだろう。

5章 未来の脳と心
ブレイン・マシン・インタフェース

■ 脳の信号で機械を動かすブレイン・マシン・インタフェース（BMI）

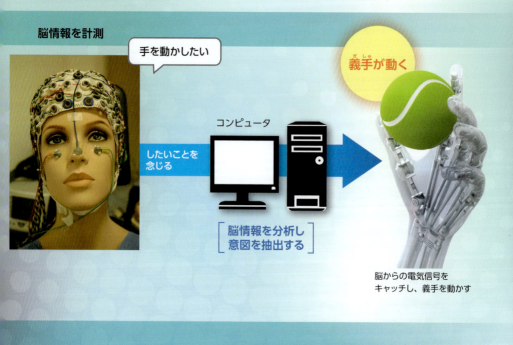

■念じることで機械を制御

　脳の信号をキャッチして解析する技術の開発など、脳研究の進歩を日常の生活に生かす研究も進んでいる。その1つがブレイン・マシン・インタフェース（BMI）だ。
　BMIは、脳の活動信号を計測し、その信号を解析することで、外部の機械やコンピュータなどを直接制御する技術をいう。
　手足が動かないなど、運動機能に障害を持つ患者の脳から出た運動指令や運動の意図などを読み取り、義手や車いすなどを操作する試みはすでに世界各地で行われている。言わば、念じるだけで、さまざまな機械を動かせる技術だ。
　BMIの方法は侵襲型と非侵襲型の2種類に分けられる。
　侵襲型は、脳に直接電極を埋め込む方法で、神経細胞から直接電気信号を取り出せるので信号の精度は高い。しかし、手術が必要なため体への負担が大きい。また、狭い範囲の信号しか取り出せないという欠点もある。
　非侵襲型は、頭の表面にセンサーを着け、外から活動情報を得る方法だ。この方法は、体に負担をかけず、手軽に脳全体の情報を得ることができる。ただし、頭蓋骨を隔て

ブレイン・マシン・インタフェース

■ BMIにより可能になると予想されること

荷物の運搬
重い荷物を積んだカートなどを思う通りに動かす。

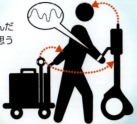

車いすの制御
車いすを思った通りに動かす。

介護やリハビリの補助

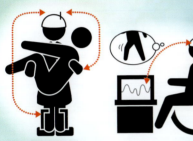

筋力を補うロボットスーツを自在に動かして、介護者を楽に抱きかかえる。

脳が手や足を動かす電気信号を適切に出せるようにコンピュータがサポートすることで、脳の回路を復活させる（→p191）。

コンピュータの制御
コンピュータを思い通りに動かして、インターネットやメールの送受信、ゲームなどをする。出力先がコンピュータの時は、ブレイン・コンピュータ・インタフェース（BCI）とも呼ぶ。

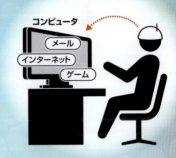

て情報を得るために、侵襲型より精度が低くなる。

■ BMIで可能になる未来とは

　BMIの研究は、盛んに行われており、最近の成果では、脳波と脳血流を測定・解析することで、ロボットを動かすことに成功した事例がある。また、インターネットを介して離れた場所にいるロボットを動かす技術も発達してきている。

　BMIの進歩に伴い、車いすや義手・義足をコントロールするだけでなく、話すことができない人がサポートしてほしいことを伝えられるなど、多様な用途が考えられる。さらにそれを広域のネットワークで使用できるようになれば、障害のある人の外出もより容易になるだろう。脳の指令を機械で実現するBMIの研究が進むことで、ヒトの意識や心の研究の進展も期待される。

　また、BMIを応用することで、電気薬学の進展にもつながる。電気薬学は電気刺激によって病気の治療や機能改善を行うもので、パーキンソン病（→p156）の治療などで用いられている。小型マイクを蝸牛神経につないで聴覚を補う人工内耳はすでに実用化されている。

5章 未来の脳と心

脳を治すニューロリハビリ

■ 他の領域の機能を肩代わりする柔軟性を持つ脳

提供：産業技術総合研究所・理化学研究所

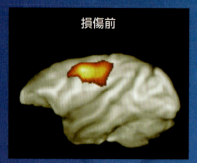

損傷前

損傷が無い場合、手の器用さを必要とする動作をすると、一次運動野を中心に脳が活動しているのがわかる。

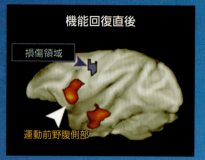

機能回復直後

損傷領域
運動前野腹側部

一次運動野の損傷後、リハビリにより、手の器用な動きができるようになった時、損傷した部分の活動は減少したが、運動前野腹側部の活動が高まった。

手の機能が回復してから数カ月経つと、一次運動野の損傷した部分の近く（近傍）の活動が高まっていることが確認された。
リハビリによって、損傷した神経が担っていた運動指令の回路がこの領域につくられた可能性がある。

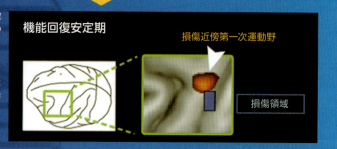

機能回復安定期

損傷近傍第一次運動野
損傷領域

■ 脳の機能を生かすリハビリ

ニューロリハビリテーションは、近年の脳研究で明らかになってきた脳の回復メカニズムに基づき、より完全な機能回復を目ざすリハビリテーションで、現在、さまざまな試みが行われている。

脳はさまざまな領域で役割を分担しているが、ある領域が損傷を受けると、損傷を逃れた他の領域が損傷領域が担っていた機能を肩代わりする柔軟性を持っている。

これは、脳から筋肉に運動の指令を出す一次運動野に損傷を与えた動物実験でも確認されている。損傷を与えたのが手の運動機能を担う領域であったため、最初は手に麻痺が生じたが、手で物を扱う運動を行うリハビリを行ったところ運動機能が回復した。その時の脳活動を陽電子放射断層撮影法（PET）で調べると（→p20）、損傷した一次運動野の活動は減少していたが、損傷前よりも活動が上昇した領域が複数あり、数カ月後には、損傷した場所の近くで活動が高まったという。

こうしたしくみを詳しく調べていくと、脳機能を効果的に回復させる方法が見つかることが期待される。

脳の新たなトレーニング法

足や腕にけがをして、リハビリをする場合は、その部分の機能を取り戻すためにトレーニングをする。それと同じ感覚で脳の機能を回復するトレーニングとして期待されているのがニューロフィードバックと呼ばれる治療法だ。この方法では手や足を動かすイメージをする時の脳の活動を近赤外光脳機能画像法（NIRS）によって測定し、その結果をモニターに表示しながらトレーニングを重ねていく。

正常な脳は、手や足を動かすイメージをすると、実際に手や足を動かす神経回路が活性化する。だが、脳が損傷するとイメージしても神経回路が正しく活性化しない。ニューロフィードバックを使うことで、どのようにイメージすれば正しい神経回路を活性化するのかがわかってくるので、効果的に脳の機能を回復させることができると考えられている。

脳自身の回復機能を生かすことで、新たなリハビリ法やトレーニング法の開発が期待されている。

イメージでリハビリ — ニューロフィードバック

提供：森之宮病院

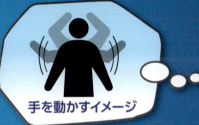

手を動かすイメージ

近赤外光脳機能画像法（NIRS）は、皮膚や頭蓋骨を通り抜けることのできる近赤外光を使って、脳のさまざまな場所の血流量を測定する方法。神経細胞は活動が高くなると多くの酸素を必要とし、血流量も多くなるので、血流量の変化によって神経細胞の活動の様子が推定できる。

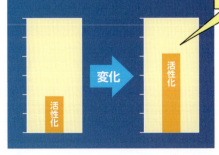

神経細胞を正しく活性化できると、棒グラフが伸びる。

自分が麻痺した手を動かすことをイメージし、実際に、手を動かす時に活動する神経細胞が活性化できると、棒グラフが伸びる。このように、脳を正しく活性化させるほど、棒グラフが高く伸びるように表示するだけで、患者はその棒グラフを頼りに、脳を正しく活性化するイメージ法を覚え、脳の機能を効果的に回復させることができるようになる。

未来の脳と心

5章 若い血が老化を止める？

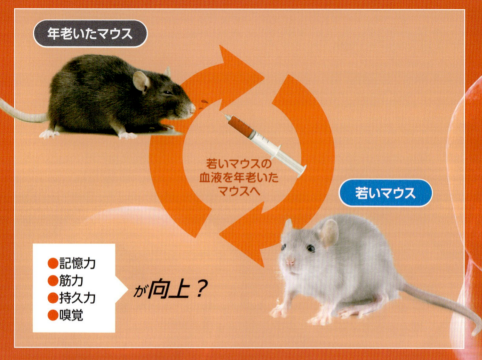

■ 若いマウスの血液で年老いたマウスが若返る

年老いたマウス

若いマウスの血液を年老いたマウスへ

若いマウス

● 記憶力
● 筋力
● 持久力
● 嗅覚

が向上？

■ 若い血液で細胞が活性化

　老化を止めたい、若返りたいと願う人は多いが、老化防止や若返りを実現する科学的な方法は確立されていない。

　ところが、最近の研究で、若返りをもたらすカギが血液にある可能性が出てきた。年老いたマウスに若いマウスの血液を注入した実験、年老いたマウスと若いマウスの血液を循環させた実験などで、年老いたマウスの機能が高まるという報告がいくつかもたらされている。

　そのうちの1つの実験では、生後18カ月のマウスと、生後3カ月の若いマウスの腹部を縫合し、両方の血管や心臓などの循環系を結合し、若いマウスの血液が年老いたマウスの体にどのような影響を与えるのか調べた。すると、年老いたマウスでは、筋肉をつくり出す筋幹細胞をはじめ、肝臓、脊髄、脳など、さまざまな細胞で再活性化が見られたという。

■ カギを握るタンパク質

　血液の実験から、マウスの体を若返らせる要因と考えられているのが、血中に含まれるGDF11（Growth Differentiation Factor 11）というタンパク質だ。このタンパク質は体内でつくられ、加齢とともに

若い血が老化を止める？

■ **GDF11を血液に入れると…**

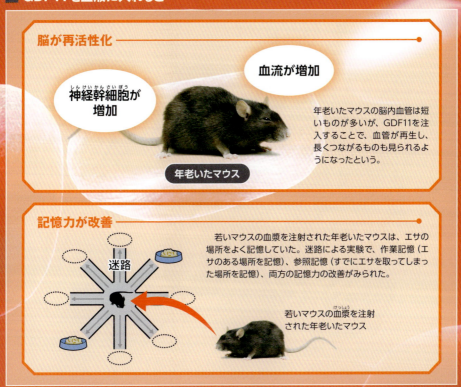

脳が再活性化

神経幹細胞が増加

血流が増加

年老いたマウスの脳内血管は短いものが多いが、GDF11を注入することで、血管が再生し、長くつながるものも見られるようになったという。

年老いたマウス

記憶力が改善

迷路

若いマウスの血漿を注射された年老いたマウスは、エサの場所をよく記憶していた。迷路による実験で、作業記憶（エサのある場所を記憶）、参照記憶（すでにエサを取ってしまった場所を記憶）、両方の記憶力の改善がみられた。

若いマウスの血漿を注射された年老いたマウス

量が減少する。すでに、加齢によって生じる心臓肥大を抑制し、心臓疾患のリスクを下げることは知られていたが、この結果のような総体的な効果があるとは考えられていなかった。

　GDF11を年老いたマウスの血中に注入する実験も行われており、注入後にマウスの筋組織が再生され、持久力の向上に影響を与えるとされている。

　脳への影響も報告されていて、脳血管の量や神経幹細胞の数が増え、記憶力の向上もみられたという。神経幹細胞は、神経細胞にもグリア細胞にもなる能力を持つ幹細胞で、再生医療（→p194）でも重要な役割を持つ。

　また、嗅覚に関連した領域をはじめ、脳全体で血流の増加がもたらされたという別の実験結果も報告されている。

　これらの実験結果から、GDF11が脳機能を再活性させる効果を持つ可能性はあり、あるとすれば、認知症や心臓病をはじめとする病気の治療にも朗報となる。

　ただ、現段階では、若い血液やGDF11を注入すれば、私たちがすぐに若返るとはいい難いうえ、副作用の有無についてもわかっていない。吸血鬼の仕業は科学的だったのか？　その答えは、後の詳しい研究結果がもたらしてくれるだろう。

未来の脳と心

5章 再生医療で甦る脳

■ パーキンソン病治療のための再生医療

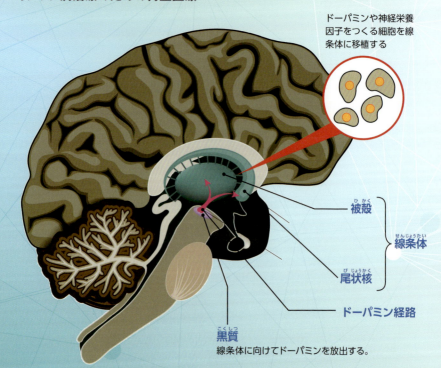

ドーパミンや神経栄養因子をつくる細胞を線条体に移植する

被殻（ひかく）
線条体（せんじょうたい）
尾状核（びじょうかく）
ドーパミン経路
黒質（こくしつ）
線条体に向けてドーパミンを放出する。

■ 大人でもつくられる神経細胞（しんけいさいぼう）

　脳を構成する神経細胞は、長い間、大人になると増えないこと、1度失うと再生しないことが常識とされてきた。だが、1960年代に、ジョゼフ・アルトマンが、成長した哺乳類（ほにゅうるい）の海馬、嗅球で神経細胞が新しく生まれていることを発見した。当初は、常識を覆す発見として信憑性を疑われたが、1990年代に、成長したカナリアの脳でも発見され、正しいことが確認された。

　ヒトにおいては、1954年に太平洋ビキニ環礁（かんしょう）でアメリカが行った水爆実験で被爆した人で、近年、被爆時の放射線の痕跡が指標（ラベル）となり、新しい細胞が見つかった。成長したヒトの脳でも神経細胞が生まれることがわかり、脳を再生させる治療の研究が盛んに行われるようになった。

　初期の頃は、神経細胞およびグリア細胞になる神経幹細胞を移植し、その神経幹細胞から神経細胞をつくり、脳を再生させようと試みていた。だが、脳の中に細胞を移植するだけでなく、脳内にある神経細胞の増加を促す物質（成長因子）を増やす方法なども有効であることがわかってきた。そこからさまざまな治療方法が開発され、臨床応用に向けた研究が進められている。

　たとえば、脳の血管が詰まることで神経

■ パーキンソン病の細胞移植に用いられる可能性のある細胞

パーキンソン病の再生医療においては、移植する細胞の候補は数種類あり、それぞれについて研究が進められている。

自己細胞	副腎髄質や交感神経などには、ドーパミンをつくり出す細胞があるため、患者自身の体からそれらの細胞を取り出し、移植する。免疫的な問題も、倫理的な問題もないが、その細胞自身、パーキンソン病に侵されている可能性がある。
胎児の黒質細胞	ドーパミンを放出する胎児の黒質細胞を移植する方法は、サルなどの動物実験では一定の効果があったため、ヒトの治療にも用いられたが、動物実験ほどの効果は得られていない。また、胎児の細胞を使うために倫理的な問題がある。
神経幹細胞	神経幹細胞は、脳を構成する神経細胞やグリア細胞へと分化する細胞である。神経幹細胞からドーパミン神経をつくり出す研究が進められている。
ES細胞、iPS細胞	ES細胞（胚性幹細胞）、iPS細胞は、ともにさまざまな機能を持った細胞に変化することのできる細胞で、これらの細胞からドーパミン神経をつくり出す研究が進められている。
骨髄細胞	脳梗塞になった動物に骨髄細胞を移植すると、神経細胞やグリア細胞に変化して、脳梗塞の領域が小さくなり、脳の機能が回復することがわかってきた。この力をパーキンソン病の治療に利用する取り組みも行われている。

iPS細胞（人工多能性幹細胞）とは？

現在、京都大学iPS細胞研究所の所長である山中伸弥教授が、2006年、マウスの皮膚の細胞から、世界で初めてつくり出した、さまざまな細胞になれる能力を持つ細胞。

動物の体は、元々、たった1つの細胞が分裂、増殖することで形づくられていくが、その過程で、皮膚、筋肉、神経と、決まった役割を果たす体細胞へと分かれる。通常、体細胞になると、もう他の細胞にはなれないが、山中教授は、役割の指令を消去（初期化）する方法を発見し、さまざまな細胞になれるiPS細胞をつくることに成功した。

細胞が死んでしまう脳梗塞の患者に対しては、造血系の幹細胞を投与して血管や神経の細胞を再生させる治療法、本人の骨髄細胞を利用した治療法などが検討されている。

中脳にある黒質から大脳基底核の線条体に向けてドーパミンを送るドーパミン神経が変性してしまうパーキンソン病（→p156）については、変性したドーパミン神経の代わりにドーパミンや神経栄養因子（神経細胞の生存に必要とされる因子）をつくり出す細胞を移植する治療法が考えられている。

■ 注目を集めるiPS細胞

再生治療で、大きく注目されているのが、人工多能性幹細胞、いわゆる「iPS細胞」を利用した治療法だ。さまざまな細胞に変化することのできるiPS細胞から神経細胞などをつくり、それを移植することで、脳や脊髄の機能を取り戻そうとするものだ。

iPS細胞は、患者自身の皮膚などの細胞からつくることができる利点を持つ一方、安全性の評価、ガン化の可能性など、問題点も残っている。すでに移植例がある眼の網膜の場合、ガン化しても眼底検査で腫瘍を確認できるが、それができない脳への移植はまだ難しい。ただ、問題点が解決され、治療法が確立すれば、再生医療にインパクトを与えることは確かだ。

未来の脳と心

5章 脳をネットワークでつなぐ

■ネズミの脳をインターネットでつなぐ

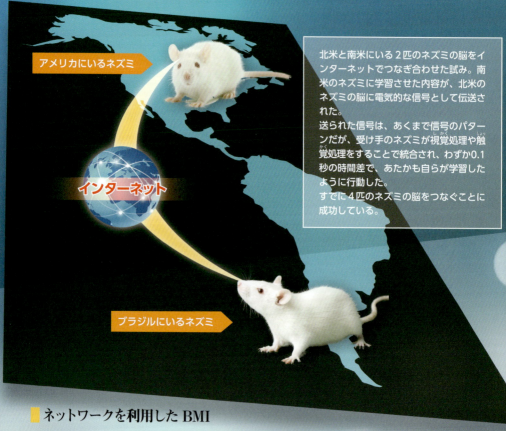

北米と南米にいる2匹のネズミの脳をインターネットでつなぎ合わせた試み。南米のネズミに学習させた内容が、北米のネズミの脳に電気的な信号として伝送された。
送られた信号は、あくまで信号のパターンだが、受け手のネズミが視覚処理や触覚処理をすることで統合され、わずか0.1秒の時間差で、あたかも自らが学習したように行動した。
すでに4匹のネズミの脳をつなぐことに成功している。

アメリカにいるネズミ
インターネット
ブラジルにいるネズミ

■ネットワークを利用したBMI

　ヒトが機械を操作する時には、指令を伝えるための機器やソフトなどが必要になる。そんなコンピュータのキーボードのような存在を、人間と機械を介することから「マン・マシン・インタフェース」という。

　脳の信号を解析することで、脳の指令で直接機械を制御するのが「ブレイン・マシン・インタフェース（BMI）」（→p188）で、義手や義足、車いすなどを、脳で指令を念じることで、思ったように動かす技術がすでに実用化されている。

　さらに、BMIにコンピュータのネットワークが加わると、さらに脳の可能性を広げることとなる。

　たとえば、近年行われたある実験では、サルの脳に電極を埋め込み、仮想アーム（コンピュータのバーチャルリアリティーとして構成された物体を触ったり動かしたりできる仮想の腕）を操作させ、触覚などを惹起させたり、物体を動かしたりすることに成功している。

　脳に電極を埋め込む侵襲型なので、すぐ

脳をネットワークでつなぐ

⑤ 未来の脳と心

にヒトに応用できるわけではないが、実現すれば、手足の運動機能に障害がある人が、家にいながら、離れた場所の物を動かしたり、触ったりする体験ができることになる。

■ 脳と機械のネットワーク

インターネットを介し、遠く離れたラットの脳と脳を直接つなぐ実験も行われている。この実験では、ブラジルのネズミにレバーを押すと飲み水が出ることを学習させる。この操作をしている信号を、脳に埋め込んだ電極から取り出し、インターネットを通じ北米のネズミに送る。すると自らは学習をしていない北米のネズミも同様に、レバーを押して水を飲んだというものだ。

アメリカ側のネズミが受け取った情報は、思考でも視覚情報でもないとされるため、その情報をもとに水を飲んだのなら、実際に脳内でどのような処理が行われたのかを明らかにする必要があり、それは今後の研究に委ねられるところだろう。

しかし、このように脳をネットワークにつなぐだけでだれかが学習したことを、自分の学習として使えるなら、さらに、そこに多くの人が加わるなら、脳の可能性はさらに大きく広がることになるだろう。

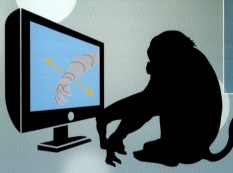

■ 仮想の腕を脳だけで動かし、触れる

脳に電極を埋め込んだサルは、念じることで脳の信号を送り、モニターの中の仮想アームを操作し、モノを動かしたり、触った感触を得たりすることができた。
すでに3頭のサルの脳をつなぎ、協働で仮想アームを動かすことにも成功している。

脳からの信号で動かす筋電義手（きんでんぎしゅ）

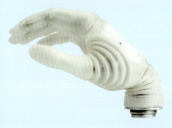

提供：オットーボック・ジャパン株式会社

事故などで手の機能を失った人にとって、自分の意志通りに動く義手の存在は重要だ。BMIの先駆けとして、腕の筋電図から手の筋肉を動かす電気信号を取り出し、義手をコントロールする筋電義手が開発、実用化されている。

現在のところ百万円以上の高価なものが一般的だが、近年では、3Dプリンターで部材を製造したり、制御部分にスマートフォンを利用したりすることでコストを削減し、高性能で低価格な筋電義手も開発されている。

5章 未来の脳と心
ロボットと人工知能（じんこうちのう）

■ さまざまな分野でロボットが活躍

掃除をこなす

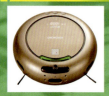

COCOROBO
掃除に加え、「しゃべる」などの感情的な表現を行うロボット掃除機。
提供：シャープ株式会社

人の気持ちに寄り添う

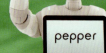

ペッパー
人の表情や声から感情を認識するパーソナルロボット。

災害現場で活躍する
災害対応ロボット櫻壱號（さくらいちごう）

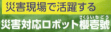
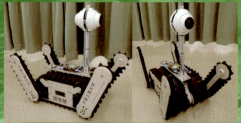

千葉工業大学　未来ロボット技術研究センター
不整地を踏破し、遠隔操作で災害現場などの危険な場所での調査や情報収集を行う。原子力発電所での緊急時用に採用されている。

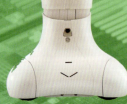

提供：ソフトバンク株式会社

■ 家庭にロボットがやってくる時代

　ロボットというと、人型ロボットをイメージしがちだが、実際にロボットが多く活躍しているのは、自動車の生産ラインなど産業の現場だ。

　ロボットの定義はさまざまだが、一般的にはコンピュータなどで自動制御されて動くものをロボットと呼んでいる。産業用ロボットでいえば、一定の目的に沿った動きのプログラムに、各種のセンサーを組み合わせ自ら「判断」を行う。あらかじめ想定される事態に応じて動きが変化ができるようプログラムされているのだ。

　近年は掃除（そうじ）ロボットが家庭にも普及し始めた。不定形で家具配置などが随時変化する室内の形状や、塵や埃の量などを感知して、動き回って掃除をし、自動でバッテリー給電（きゅうでん）位置に戻る。中には、声による簡単な命令を聞き分けたり、発話をしたりする製品もある。さらに複雑な状況に対応し、人の顔を判別し感情を読み取ったり、人のような動きを備えて一定の学習をしたりする家庭用の愛玩（あいがん）ロボットも発売された。

　今は、人工知能（AI）を持つロボットの登場が待たれるところだ。ただ、人間と同様のレベルには遠い現在でも、ヒトには、ELIZA効果（イライザこうか）といって、コンピュータの動作を無意識的に人間と似ていると仮定する傾向がある。1999〜2006年にかけて発売

ロボットと人工知能

❺ 未来の脳と心

されたイヌ型ペットロボットAIBOの修理対応が終了して、ペットロスの状態に陥る人が現れたことを見ても、ロボット人間の共存する未来は、遠くないと感じさせられる。

ロボットと感情

人工知能の開発は期待通りに進んでいないとはいえ、学習をさせることで自律的に動くロボットの開発は盛んに行われている。

学習の研究において、興味深い研究成果も出てきている。それが、ロボットと感情に関するものだ。

ヒトの脳が学習する時、ある行動の結果から得られた「満足度」によって、次にどのような行動をとることが最適かを選ぶ。それを試行錯誤しながら繰り返すことで学んでいく。それを「強化学習」というが、近年の研究によると、このプロセスを組み込んだロボットが自ら学習を繰り返すうちに、うつ状態に似た行動をとるケースがあるという。その原因を調べることは、うつ病の時に人間の脳で何が起こっているのかを調べることにつながる可能性もある。

このようにロボットの振る舞いから、逆に人間の脳にアプローチする方法も模索されている。

■ ロボットから人間を学ぶ

ネズミ型ロボットには、報酬(正)と罰(負)により、自ら進化するプログラムが組み込まれている。ロボットは、それぞれ周囲の状況を確認して障害(負)を避け、電池パックから充電(正)して進化し、そのプログラムをほかのネズミに伝える(正)。

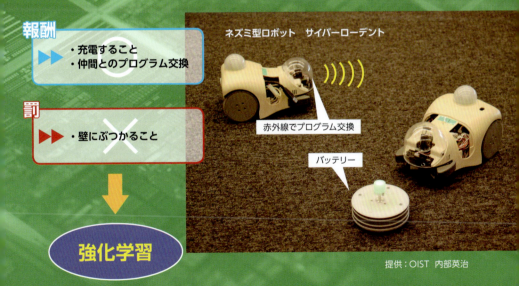

提供：OIST 内部英治

報酬を目指して行動し、学習をするロボットが多い一方で、人間のうつ病患者のように消極的で動かないロボットも現れた。このロボットでは、「どうせ報酬を得たところで…」という、報酬を低く評価する方向にプログラムが「進化」していた。

199

未来の脳と心

5章 脳型（のうがた）コンピュータの時代へ

■ 脳機能をまねた新たなコンピュータの時代へ

IBM SyNAPSEチップ

ヒトの脳が認知をするしくみを模してつくられた新しい構造の演算処理チップ。
提供：International Business Machines Corporation

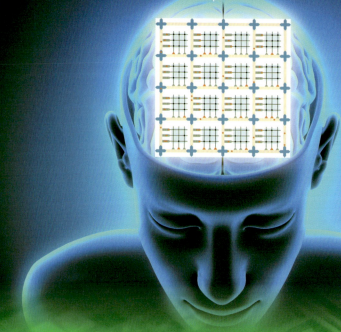

脳型コンピュータのチップは、約150億個のニューロン、これらを互いにつなげるシナプスを、それぞれ約1万個持つヒトの脳の構造をまねている。

■ 従来型コンピュータの限界

　コンピュータの能力は年々向上し、手続きに従って莫大な桁数の計算を続けるような作業では、人の能力をはるかに上回る。しかし、目で見て、認知し、さまざまな判断をするような「知的な」能力は、まだヒトには及ばないのが実情だ。これは、小さな発電所1つ分にもあたる電力を消費するスーパーコンピュータでさえも同じだ。現在のコンピュータは基本設計が「ノイマン型（がた）」である。スーパーコンピュータは単にチップの数が増えただけで、基本設計はそれが提案された1946年から変わらない。
　そのノイマン型コンピュータは、急速に発展してきた一方で、半導体集積回路（はんどうたいしゅうせきかいろ）に組み込まれる素子数（集積度（しゅうせきど））や電力消費、データの交換速度など、ほぼすべての機能面で、技術的限界さらには物理学的極限に近づいているといわれる。

■ ヒトの脳をまねたチップの登場

　従来のノイマン型のコンピュータに代わり求められているのが、非ノイマン型（がた）の新しいコンピュータの開発だ。
　その1つとして注目されているのが人間

脳型コンピュータの時代へ

❺未来の脳と心

■ 新開発チップ

構成は？
切手サイズの中に54億個のトランジスターを配し、100万個のニューロンそれぞれが256個のシナプスを持つ。

従来のチップとの違いは？
従来のチップは、一連の計算手続きに従って演算を何度も繰り返す。
これに対し、新開発チップでは、ヒトの脳のように、ネットワークを形成した素子（人工ニューロン）が、データの流れ（人工シナプス）を変化させて、情報を並行して処理する。

新しいチップの特長は？
多数の素子が分散してデータを処理する。
また、ネットワークを最適化することで「学習」による機能向上が進むため、わずか70mW程度の電力での動作が可能である。

ノイマン型とは？
アメリカの数学者、ジョン・フォン・ノイマン（1903～1957）が1946年に提唱した情報処理の方法で、現在のコンピュータのほとんどが、このアーキテクチャーを採用している。
原則的にはプログラム内臓型で、プログラムもある種のデータとして記憶装置に入れ、ハードウェア部分の演算を制御する。
そのため、演算の種類ごとに回路を用意する必要がなく、汎用性が高い。その一方で、プログラムをメモリから順次読み込んでいくため、処理の速さが読み込みの速度を超えることはできない。また、計算量の増加に伴い消費電力も急増する。

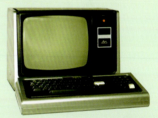

1980年代のコンピュータ

の脳を模したニューロコンピュータだ。その中心を担う機能として、2014年、SyNAPSEチップが発表された。これは、2011年からIBMなどがアメリカ国防総省からの潤沢な予算に支えられて開発し、実用化に近づいたものだ。

SyNAPSEの名の通り、新開発のチップは100万個の人工ニューロンと、2億5600万個の人工シナプスから構成され、1個1個の素子が多数のシナプスで連携している。このつながりを変化させてデータの流れを変えることで、プログラムを変える必要もなく、並行した処理を進めることができる。

このチップを使えば、膨大な情報量の画像や音声を素早く、低電力で、識別・認知できる。人や物を分類するなど、部分的に、人間らしい自然な認識力も持つことから、家電や自動車、ロボットなどに使われる人工知能（AI）の発展に寄与することができるだろう。

チップを多数使えば、数の上ではヒトの脳の規模にもなる。あとは関数的な対応、統計的な処理ではない「知性」を備えるまでさらなる進歩が期待される。

これ以外の非ノイマン型で、開発を期待されているのが、量子力学の原理を情報処理に応用する「量子コンピュータ」で、理論上は、現在最速のスーパーコンピュータが数千年かけても解けない計算が、数十秒でできるとされる夢の技術だ。

5章 ディープラーニングと人工知能

未来の脳と心

■ ディープラーニングのニューラルネットワーク

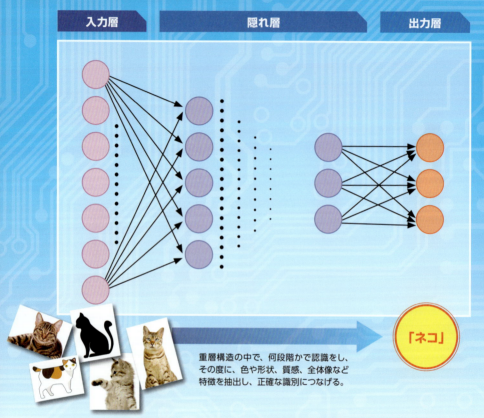

重層構造の中で、何段階かで認識をし、その度に、色や形状、質感、全体像など特徴を抽出し、正確な識別につなげる。

■ AI技術の発展に期待

　近年、ロボットは身近な存在になってきた。しかし、ロボットに持たせるべき人間と同様の知能、人工知能（AI）の研究は、2度のブームがあったものの、AIという言葉の誕生から50年以上経った今も、期待に応えているとはいえない状態だ。

　ところが、今また、AI研究が盛り上がりを見せている。その背景にあるのは「ディープラーニング」と呼ぶ新しい学習手法の開発である。2013年には、ディープラーニングの研究者が立ち上げたベンチャー企業を、Googleが買収したことでも注目を集めた。

■ 脳を模した学習方法で成果

　ディープラーニングは、機械学習の一種だ。機械学習では、人間が学習する時と同じように、機械に入力データを学ばせ、そこからルールを知って、判断ができるようにする。

　ディープラーニングで画像認識を行う場合、大量の画像データを入力して学習させる。

ディープラーニングと人工知能

❺ 未来の脳と心

■ 人工知能研究の歴史――ブームと冬の繰り返し

1956年		アメリカのダートマス大学で開かれた「ダートマス会議」で、「Artificial Intelligence（人工知能）」という言葉が使われた。
1956-1974年	第1次AIブーム	プログラムを開発し、数学の問題をコンピュータで解くことなどで、世の中に驚きを持って迎えられ、未知のものへの期待を感じさせた。
1974-1980年	冬の時代	第1次ブームでは、期待は膨らんだものの、たとえば、チェスのプログラムなどをつくっても、実際の計算能力が追いつかずに計算できないなど、実用的な問題が解けないことで批判を受け、AI研究は下火になった。
1980〜1987年	第2次AIブーム	特定領域の知識を教えれば、それをベースに推論や探索ができる「エキスパートシステム」が世界中の企業で採用された。AI研究は再び活況を呈するようになった。
1987〜1993年	冬の時代	ブームが終焉。エキスパートシステムは、更新が難しく、学習機能が低く、維持コストがかかることが露呈した。
2010年〜		ディープラーニングの開発などにより、第3次ブームか？

　入力したデータが、左上の図のように「隠れ層」というボックスの中で、何段階（層）も経るうちに、色や形状、質感、全体像などを繰り返し認識し、より正確に識別できるようになる。そして、入力前にまったく情報を与えられていなくても、大量の画像から、たとえば「ネコ」を認識する。

　この隠れ層には、脳の神経回路を模した「人工ニューロン」が使われていて、この方法は「ニューラルネットワーク」と呼ばれている。これは機械学習で注目されてきた方法で、ディープラーニングは隠れ層の人工ニューロンの層を増やして「深く」することで成功したニューラルネットワークの一種といえる。

　ただし、実際には、隠れ層の内部でどのようなメカニズムが働いてうまくいったのかは理論的に説明できていないという。

　ディープラーニングで実用化が進んでいるのは、画像認識と音声認識の分野だ。Googleの音声検索やAppleの音声アシスタント「Siri」、マイクロソフト社の検索エンジンBingなどもディープラーニングの技術が生かされている。

　さらに2015年2月、Googleは、新たなAI「DQN（Deep Q-Network）」を発表した。DQNにブロック崩しなど、49種類のゲームを与えておくと、ルールを事前に教えなくても、繰り返し遊ぶことで、高得点を取る方法を自ら編み出す。これは、これまでのディープラーニングに強化学習を組み合わせたもので、うまくできた時は、その行動の頻度を高める。つまり、褒めて上達させるものだ。

　AIの研究開発は、新たな発展の曲面を迎えたといえそうだ。

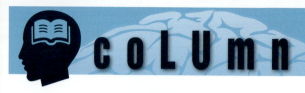

coLUmn

進化する脳研究を追いかける倫理

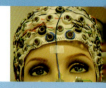

日進月歩で進化を続けている脳研究。さまざまな発見や成果が、教育や医療、福祉などの分野で社会に役立てられている。その一方で、脳研究が急速に前進していくあまり、問題になっていることがある。それが脳研究の倫理だ。

■新たな技術が悪用されたら…

人間の脳を直接機械につなぎ、念じただけで機械を動かせるブレイン・マシン・インタフェース（BMI）。この技術は、これまでの介護やリハビリテーションを格段に向上させる可能性がある（→p188）。一方で、BMIを使えば、人間の脳にある情報を読み取ったり、外から脳に情報をインプットしたりすることもできる。これは、使い方によっては戦争やテロ、犯罪などに利用されるおそれがあることを意味する。

ほかにも、現在の脳研究には、脳のイメージング画像から政治的な思考を調べるニューロポリティクスや、経済的な行動を予測するニューロエコノミクスといった分野もある。さらに、近い将来、知能を薬物で増強する技術が開発されるかもしれない…。

■ニューロエシックスとは

脳研究における新たな技術開発は、これまでの医療倫理や生命倫理を当てはめて対処するのが難しい。そこで生まれたのが、ニューロエシックスという新たな学問だ。日本語にすると、脳神経倫理学または神経倫理学となる。脳研究にかかわる学会をはじめ、各種研究機関ではニューロエシックスの取り組みをすでに開始しており、セミナーやシンポジウムなどを実施。先進的な脳研究を悪用されないためのさまざまな倫理規定を設けている。

脳研究の進化を、社会でどのように育て、未来に光を当てていくのか。これは脳研究者だけでなく、脳研究によって豊かになる未来を生きる、私たち一人ひとりも真剣に考えていくべき課題といえるだろう。

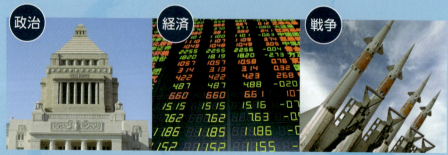

脳研究が悪用されると、政治や経済に影響を与えたり、戦争に利用されたりする危険がある。こうしたことを防ぐために、ニューロエシックスの重要性が高まっている。

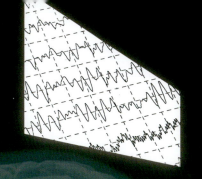

EPILOGUE 1
エピローグ

脳と心を探る歴史

心はどこにあるのか。脳と心はどんな関係があるのか。
この2つの謎を追い求めてきた研究の歩みをみていこう。

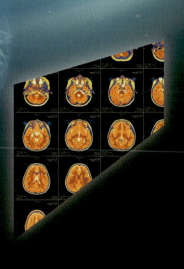

脳と心を探る研究の歩み

心は脳にある
紀元前4〜5世紀

医学の父と呼ばれる古代ギリシャの医師ヒポクラテスが、『神聖病論』において、大脳は知性を解釈するものと提唱。心は脳にあることを示した。

脳研究の起源
紀元前3500年頃

人間が脳の研究について最初に記したのは、パピルス（古代エジプトなどで紙のように使用されていた植物）の写本といわれる。この時すでに、知覚や運動機能と脳との関係がわかっていたと考えられる。

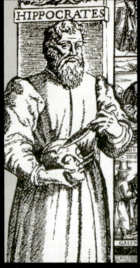

ヒポクラテス
Neveshkin Nikolay / Shutterstock.com

脳は冷却器にすぎない
紀元前335年頃

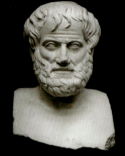

アリストテレス

古代ギリシャの哲学者アリストテレスが、思考と感覚の器官は心臓であると唱えた。彼は、脳は体のオーバーヒートを防ぐ冷却器のようなものと考えていた。

BC　　3500　　　　500　　400

人間の心は内臓にある
紀元前1700年頃

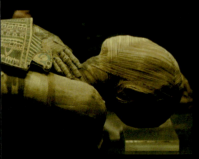

古代エジプトのミイラ

古代エジプト人は、心は心臓や子宮にあると考えていた。その証拠に、ミイラをつくるときは脳を取り除いて捨てており、ほかの臓器と比べ、脳を重要に考えていなかったことが伺える。

脳が認識され始める
紀元前450年頃

人間の感覚の座として、古代ギリシャ人が脳を認識するようになったといわれる。

脳は精神作用の源
紀元前387年頃

ギリシャの哲学者プラトンが、叡智の心は頭の中に位置づけられると唱え、脳は精神作用の源であると考えた。

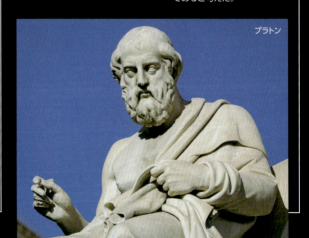

プラトン

ガレノスの発見　紀元前170年頃

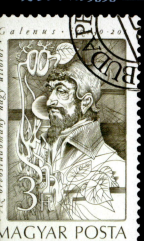

ローマの医学者ガレノスが、脳は中空であり、その空間（脳室）に液体が満たされていることを発見した。これが、人間の体と心は4つの体液（血液、粘液、黄胆汁、黒胆汁）によって機能するという、当時の考え方と一致。また、ガレノスはヒツジやサル、ブタなどの解剖により、大脳が感覚を受容し、小脳が筋肉を制御していると推測した。

ガレノス
Kiev.Victor / Shutterstock.com

デカルトの心身二元論　1637年

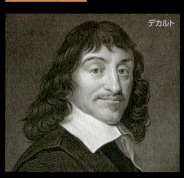

デカルト

フランスの哲学者デカルトが、人間の体を機械と位置づけた。機械により脳に空気が運ばれ、松果体（脳の中にある小さな内分泌器）で脳と体が結ばれ、心がつくられると唱えた。この考えが、心と体を別のものとする心身二元論の起源になった。

心を探る歴史

300　　　　100　　　AC　　　1500

第4の脳室に心の座がある　紀元前3世紀

古代ギリシャの解剖学者ヘロフィロスが、脳と脊髄に神経が集中していることを発見。そして、脳の中にある4つの脳室のうち、第4の脳室に心の座があると考えた。

レオナルド・ダ・ヴィンチの脳解剖図　15～16世紀

芸術や科学の分野で縦横無尽に活躍した万能の天才、レオナルド・ダ・ヴィンチが脳の解剖図を描いた。彼は、精神の座を延髄と脳室に求めたといわれる。

レオナルド・ダ・ヴィンチ

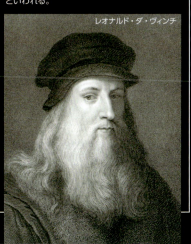

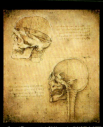

ダ・ヴィンチが描いた脳解剖図

初めての脳解剖学書　1543年

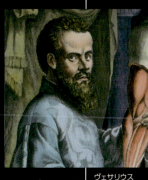

ヴェサリウス

ヨーロッパの医師、解剖学者のヴェサリウスが、脳のスケッチを入れた初めての解剖学書を出版した。

脳と心を探る研究の歩み

ガルバーニの発見
1791年

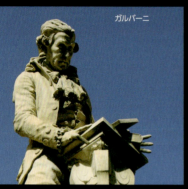
ガルバーニ

イタリアの医師、物理学者のガルバーニが、解剖されたカエルの脚に電気を当てると痙攣することを発見した。これが、神経活動の電気的な原理の研究につながった。

ゲージの前頭葉損傷
1848年

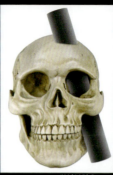
ゲージは前頭葉の前頭連合野に激しい損傷を受けた

アメリカ人の鉄道建築技術者フィネアス・ゲージが爆薬の暴発事故に遭い、長さ約1mの鉄の棒が頭蓋骨を貫通した。奇跡的に一命はとりとめたが、事故の前後で性格が激変し、真面目で礼儀正しい好青年から、無責任かつ衝動的な人間となった。ゲージは脳の前頭葉を損傷していたことから、前頭葉が情動の抑制や常識的な判断と深く関係することがわかった。

19世紀初頭、解剖学者によりニューロン（神経細胞）が発見された

1700 — **1750** — **1800**

ガルの骨相学
18世紀末

オーストリアの医師ガルが、頭蓋骨の形からその人の能力や性格などを判断する骨相学を唱えた。ガルは人間の能力を27種類に分け、それぞれに対応する頭蓋骨の部位があると考えた。

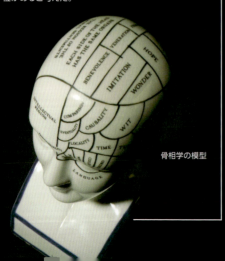
骨相学の模型

ダーウィンの進化論
1859年

イギリスの生物学者ダーウィンが『種の起源』を出版。生物の種は、共通の祖先から進化したとする進化論を提唱した。

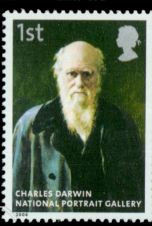
ダーウィン
catwalker / Shutterstock.com

ブローカとウェルニッケの大発見　1861年、1874年

1861年、フランスの外科医ブローカが、21年もの間、「タン」という言葉しか発することができなかった患者の事例を報告。この患者には左大脳半球の前頭葉に病巣があったことから、この部位に言葉を話す機能を司る運動性言語野があることを突き止めた。

1874年、ドイツの神経学者ウェルニッケが、話はできるが、いっていることが理解できない患者の脳を死後に解剖。この患者は側頭葉に障害があったことから、この部位に言葉を理解する機能を司る感覚性言語野があることを明らかにした。

ブローカとウェルニッケは、脳の機能領域を明らかにした最初の科学者であり、現在も運動性言語野はブローカ野、感覚性言語野はウェルニッケ野と呼ばれる。

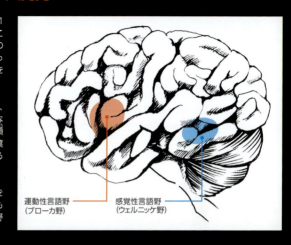

運動性言語野（ブローカ野）
感覚性言語野（ウェルニッケ野）

脳と心を探る歴史

1860　　　　　　　　　　　　　　　　　　　　　　1880

ゴルジとカハールの論争　1880年代〜

イタリアの神経学者ゴルジと、スペインの組織学者カハールは、ニューロンの構造を顕微鏡で詳細に研究して大きな成果をあげた。これが認められ、2人同時に1906年のノーベル医学生理学賞を受賞した。

しかし、ゴルジとカハールのニューロンについての考え方は大きく異なっていた。ゴルジは、ニューロンは細胞同士が突起によってつながり、ネットワークをつくっているとする網状説を唱えた。一方、カハールはそれぞれの細胞は独立し、直接つながってはいないとするニューロン説を唱えた。この論争は、脳研究の発展において重要な意味を持つことになった。

1932年、電子顕微鏡が発明され、ニューロンを詳細に観察することが可能になり、ニューロン説が正しかったことがわかった。

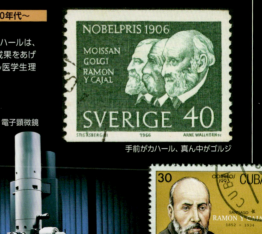

電子顕微鏡

手前がカハール、真ん中がゴルジ

カハール
Oleg Golovnev / Shutterstock.com

脳と心を探る研究の歩み

フロイトの精神分析 1900年頃

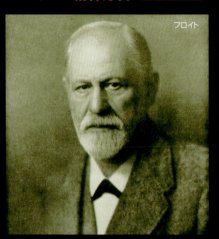

オーストリアのフロイトが、神経病理学者を経て精神科医となり、精神分析を創始した。これが精神医学や臨床心理学の礎となる。

脳波図の研究 1924年

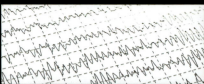

ドイツの精神科医ベルガーが、初めて脳波図を記録。これ以降、脳波の研究が盛んになる。

ブロードマンの大脳地図 1909年

ドイツの神経解剖学者ブロードマンが、大脳皮質の細胞の密度や形などを研究し、大脳皮質を約50の領野に分類。それぞれに番号をつけ、大脳地図をつくった。

1890 — 1900 — 1920

脳外科の誕生 20世紀初頭

レントゲン写真や麻酔などの技術が進歩し、医学の中に脳外科という分野が生まれ、脳の手術が注目されるようになる。

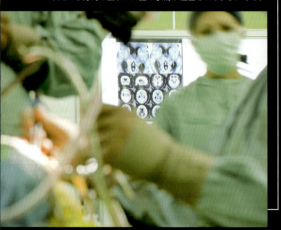

現代の脳外科の手術

ロボトミー（大脳葉切除術）のはじまり 1934年

ポルトガル人の神経外科医、モニスが白質切除術を行う。この手術が、のちのロボトミー（大脳葉切除術。大脳の神経回路を脳のほかの部分から切り離す外科手術）につながった。現在では、この手法は否定されている。

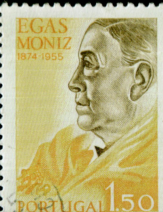

モニス
Neftali / Shutterstock.com

脳と心を探る歴史

ペンフィールドマップ
1950年頃

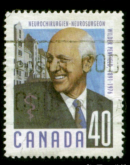

ペンフィールド
rook76 / Shutterstock.com

カナダの脳外科医ペンフィールドが、大脳皮質に電気刺激を与え、大脳皮質のどの場所が、体のどの場所を動かしているかを明らかにした。そして、その対応を示すペンフィールドマップをつくった。

ミラーニューロンの発見
1995年

イタリアの研究グループがサルの脳の神経活動を研究していた時に、共感や模倣などに関係する神経細胞、ミラーニューロンを発見。相手と心を通わせたり、同情したりすることはミラーニューロンの働きによることがわかった。

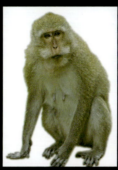

サルの脳を研究する中で
ミラーニューロンが見つかった

光遺伝学の研究
2006年

光学と遺伝学を融合した光遺伝学の研究が進み、脳に電極を刺すことなく、神経回路の機能が調べられるようになった。チャネルロドプシン2またはハロロドプシンというタンパク質を脳の特定部位に出現させると、光で刺激するだけで脳の活動を制御できる（→p134）。

1950 — **1970** — **2000**

海馬の役割がわかる
1953年

重度のてんかんを治療するため、アメリカで手術を受けた患者が海馬の大部分を摘出された。その後、患者は新しいことが記憶できなくなった。これにより、記憶を司る海馬の役割がわかった。

脳機能イメージングが進化
1970年代〜

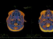
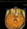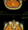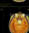

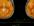

MRIで撮影された
脳の画像

MRI（磁気共鳴画像法）、PET（陽電子放射断層撮影法）、fMRI（機能的磁気共鳴画像法）、MEG（脳磁図）、NIRS（近赤外光脳機能画像法）など、脳機能イメージング（脳機能画像法）の技術革新が進み、脳と心の働きが高次元で解明できるようになった。

ブレイン・マシン・インタフェースの開発
2006年

国際電気通信基礎技術研究所とホンダ・リサーチ・インスティチュート・ジャパンが、ブレイン・マシン・インタフェース（BMI）を共同開発。コンピュータに人間の脳の情報を読み取らせ、ロボットハンドに人と同じ動作をさせることに成功した。

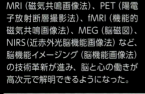

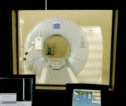

MRI機器

エピローグ
EPILOGUE 2

脳のポテンシャルを開拓し次世代につなげる

池谷脳創発プロジェクト

脳研究の歴史は、新たな成果によって、日々、積み重ねられていく。未来の歴史に刻まれるべく進行している最新の研究事業の1つが、本書の監修者、池谷裕二教授が推進する「**池谷脳創発プロジェクト**」だ。

脳創発プロジェクトとは

ヒトは神経細胞をほぼすべて使っている（→p136）。しかし、そのポテンシャルをすべて使い切ってはいないのではないか。「池谷脳創発プロジェクト」はそうした考えを基に、脳の眠った才能の開拓に挑むプロジェクトだ。

たとえば、人間が見えている光、つまり網膜の視細胞である錐体細胞（→p74）が感知する可視光線の波長は380〜780nmで、ヒトはそれより長い赤外線も、短い紫外線も感知できない。しかし、鳥類や昆虫をはじめ、紫外線が見える動物は多い。では、どうして動物たちが紫外線を感じているという事実を、ヒトは知ることができるのだろうか？ 答えはシンプルだ。紫外線を測定する装置をヒトが開発したからである。

ヒトは紫外線センサーを開発したことで、紫外線を感知できる動物たちが見えている世界を伺い知ることができるが、同様に考えれば、紫外線以外にも、ヒトが感じていない、たくさんの環境情報があることが予想される。測定装置を持たない情報については、「ヒトが何を感じていないのか」さえわからないのだ。

さて、コウモリはヒトには聞こえない超音波を感知し、障害物を避けて高速で飛行し、獲物を捕獲する。だが脳のサイズはヒトに比べはるかに小さい。超音波を利用することは高度な能力だが、しかし、超音波を処理する程度なら、大きな脳は必要ないともいえる。

では、なぜ、コウモリよりはるかに大きい人間の脳は、超音波を感知できないのか？ それは脳の能力の問題ではなく、超音波のセンサーを持っているか否かという身体の性能の問題。身体の性能が脳の能力を制限してしまっているのだ。

「『池谷脳創発プロジェクト』は、せっかく優れた脳を持って生まれてきたのに、身体のリミッターに縛られて一生を終えるなんてもったいない、という発想から、脳の可能性を追究しています。ヒトの脳は、クルマで例えるならF1です。高性能を誇るのに、ヒトが行っていることは、F1を運転して近所のコンビニに買い出しに行くようなもの。ドライバーが近所の地図しか持っていないため、真の性能を発揮できる方法を知らないのです」と池谷教授は表現する。

ヒトの感覚の可能性

プロジェクトでは、すでにいくつかの具体的な研究が進み、成果が得られている。

その1つが「地磁気」に関する研究だ。地磁気とは、地球に備わっている磁石としての性質で、ある種の鳥類や魚類は感知できて、

地磁気センサーをネズミに移植

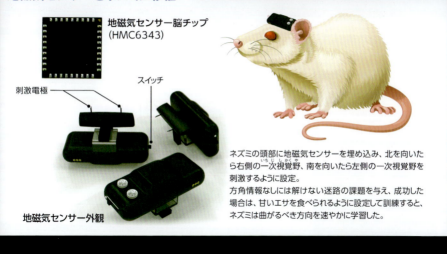

ネズミの頭部に地磁気センサーを埋め込み、北を向いたら右側の一次視覚野、南を向いたら左側の一次視覚野を刺激するように設定。
方角情報なしには解けない迷路の課題を与え、成功した場合は、甘いエサを食べられるように設定して訓練すると、ネズミは曲がるべき方向を速やかに学習した。

る可能性があるが、ヒトは感知できない。視覚や聴覚と同様に、地磁気を感覚として感知できれば、方位磁石がなくても東西南北がわかるだろう。

プロジェクトでは、地磁気を感知し、磁界の向きに関する情報を、電極を通じて、脳に刺激として送る「地磁気センサー脳チップ」を作成し、盲目のネズミの頭部に移植した。装着後に訓練を行うと、わずか2日後には、あたかも眼が見えているかのように、迷路中のエサを効率よく見つけることができるようになった。

この実験より、脳は、本来は身体に備わっていない新奇な感覚にも柔軟かつ迅速に適応し、有用な情報として生かすことが証明された。つまり、脳の能力にはまだまだ猶予があるものの、身体的な制約から性能が十分に発揮されていない、ことになる。

「地磁気チップで作り出した新感覚は、電気パルスを脳が解釈しただけであって、真の意味で感覚なのかという疑問もあるが、実のところ、視覚も同様で、網膜で発生した電気パルス信号が大脳皮質に送られ、この0と1のデジタル信号を脳が『見え』として解釈しているだけですから、実質的には私たちの地磁気センサーと同じことです。この意味では、地磁気に限らず、紫外線や赤外線、超音波やラジオ波など、他のさまざまな感覚もセンサーさえ搭載すれば、脳は感知できるということです。おそらく脳同士を直接つなぐことで、他人や動物の感覚を分けてもらうこともできるでしょう」。

脳の活動をシナプス単位で操作

「脳の特定のシナプス活動を自在に操作できる」ことを明らかにしたことも、プロジェクトの重要な成果だ。

脳とコンピュータの決定的な違いは2つあり、1つは、指令が無くても、生まれてから死ぬまで、起きていても寝ていても、ボーッとしていても、活動し続けること（→p122）。これを自発活動といい、ニューロンも発火を続けている（自発活性）。もう1つは、指令が無くても、脳は自ら学習し、自らを書き換える（self-rewritability）可塑性があること（→p108）だ。

自発活動は脳研究における古典的な解釈では、ノイズと捉えられてきた。それは、脳もコンピュータのように、外から刺激が入ると反応して活性化すると考えられたからだが、実は脳の活動の大半は自発活動が占め、脳が使う全エネルギーの90％以上を自発活動で消費するといわれる重要な活動だ。

「これまでの慎重な観察によって、自発活動は無秩序ではなく、定型的なパターンを含ん

特定の神経細胞を活性化

2個の細胞からの活動を同時に記録

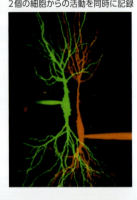

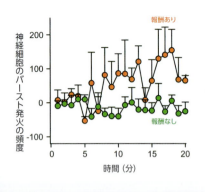

2つの細胞の活動を同時に記録し、赤の細胞が活動した時だけ報酬を与え、緑の細胞を無視すると、赤の活動だけを増やすようになる。
つまり、関係のない神経細胞は無視して、特定の神経細胞の活動だけを増やすことができる。

でいることがわかっています。実際、自発活動を見るだけで、今の脳の状態がわかります。それだけでなく、アルツハイマー病、パーキンソン病、うつ病、統合失調症、ハンチントン病、自閉症などの人の脳では、自発活動のパターンが健常時とは異なっていることもわかっています。だから診断に使えます」。

脳は自発的にさまざまなパターンの活動を出し続けている。ここに音のような外部刺激が入ってくると、自発活動は特定のパターンに固定される。これが「ピーッという音が聞こえる」ということに相当する。しかし、この自発活動の特定のパターンは、実際には音が鳴らない時にも現れていて、その場合は、音は聞こえない。同じパターンの活動であっても、自発活動の場合は音が聞こえない、つまり意識にのぼらない。この違いは何だろうか？

理由はまだわかっていない。しかし逆にこう考えることができる。もし自発活動の「音」が聞こえてしまえば、それは外部には存在しない「ピーっという音」だから、耳鳴である。同じように、幻聴や妄想などの統合失調症の症状も、自発活動が不意に意識に上ってしまった結果である。

自発活動に異常があるから病気なのか、病気であるから自発活動に異常が出るのかはまだわかっていないが、前者であるとすれば、「特定のシナプス活動を自在に操作」できることは、病気の治療につながる。つまり、脳の可塑性を操作して、脳自らに自発活動を健常時の状態に書き換えさせれば、神経活動の異常を特徴とする神経疾患の治療に利用できる可能性があるのだ。

この試みは現在、国家プロジェクトの重要課題の1つとして、全国レベルの研究者チームで推進されている。具体的には、たとえば、2つの細胞（A／B）の発火活動を同時に記録し、Aが発火した時だけ報酬を与えて強化学習（→p199）していくと、Aの活動頻度だけを上げることができる。実験では、学習効果が15分程度で現れる。つまり、15分程度で脳の機能を自ら書き換えたことになる。この結果は、病気が治る可能性とともに、やる気によって脳が変わる可能性も持っている。

「うつ病の患者さんの脳とネズミの脳をコンピュータでつないで（→p196）、うつ病の自発活動をネズミにコピーする研究も計画しています。これができると、2つの重要な成果につながることが予想されます。

1つは、うつ病の原因がわかることです。

池谷脳創発プロジェクト 進行中・構想中の研究

どれほどの感覚を感知できるか
ネズミが地磁気感覚を得られたように、ヒトは現在の感覚に加え、どれほどの外部環境を感覚として感知することができるかを研究。

シナプス活動を自在に操作する
シナプス単位で活動を自在に増加・減少させることを可能にする。異常な自発活動を脳自身に書き換えさせることで、神経疾患の治療に利用できる可能性がある。

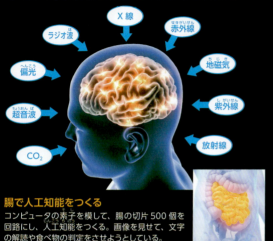

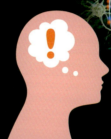

腸で人工知能をつくる
コンピュータの素子を模して、腸の切片500個を回路にし、人工知能をつくる。画像を見せて、文字の解読や食べ物の判定をさせようとしている。

記憶を甦らせる
忘れたと思っている記憶を思い出させる薬を見つけるなど、記憶の痕跡を活性化する研究。

うつ病の自発活動を部分的にコピーすることで、活動のどの部分がうつ症状の原因かを明らかにすることができます。

2つ目は、史上初めてうつ病の薬ができることです。これまでは、ネズミのうつ病はありませんでした。一見うつ病のように見えるネズミを病態モデルとして、この症状を治す薬を探索していました。しかし、このプロジェクトが成功すれば、本当のうつ病のネズミを用いて創薬を行うことができるのです。この方法は、うつ病以外の病気にも応用できますので、脳の病気に対する治療薬の開発への甚大な貢献が期待されます。これが脳創発プロジェクトの未来構想です」。

若手研究者に託したい

その他にも、先端の研究が進んでいる。

その1つが「記憶を思い出す薬」だ。一生懸命に覚えたことでも、時間が経つと忘れてしまうが、ある薬を飲むと、7日後でも、28日後でも思い出せるというもので、脳に残されている記憶の痕跡を活性化する研究からスタートし、現在進行中だ。

また、腸の断片(3センチ程度に切断したもの)500個をつなげた回路による人工知能づくりも行われている。この腸の知能で、「食べられるものと食べられないもの」を判別させるユニークなものだ。池谷教授はこれを"腸脳力"と呼んでいる。

「池谷脳創発プロジェクトでは、どこまで感覚を増やすことができるか、記憶を増強できるかといった、脳の限界に迫る研究をしています。と同時に、『腸脳力』のように、脳でなくてもできる知的能力は何かを探ることで、脳に固有な機能を探ることもできます。これは、人間の尊厳を考えることにつながります。

現在のヒトは会話をするために声を使います。脳内の電気信号(思考)を、声帯を震わせて空気振動(声)に変えて送信し、相手もまた、わざわざ鼓膜を震わせて空気振動(声)を電気信号(聴こえ)に戻しています。もともと脳内の信号は電気信号ですから、複数の脳に受信機と発信器を埋め込めば、ヒト同士、ネズミとヒトでも、直接的に電信できるはずです。こう考えると今の身体のしくみはとんでもなく非効率です。

私は、こうした課題を提示することで、ぜひ後に続く若い研究者に解決してほしいと考えています。脳研究に興味を持ったら、池谷脳創発プロジェクトに飛び込んで欲しいです」。

さくいん

数字・A～Z・記号

- 2光子励起レーザー顕微鏡･････････････････ 32、73
- 14&6Hz 陽性棘波･････････････････････････････ 154
- ¹⁸F-FDG ･･ 20
- AChR（アセチルコリン受容体）･･････････････････ 90
- ADHD（注意欠陥多動性障害）･･････････ 144、172、174
- AI（人工知能）･･････････････････････ 198、201、202、215
- AIBO ･･･ 199
- ATMT 法 ･･････････････････････････････････････ 142
- ATUM ･･･ 36
- BCI（ブレイン・コンピュータ・インタフェース）･･･ 189
- BMI（ブレイン・マシン・インタフェース）･･･ 185、188、196、204、211
- BSE（牛海綿状脳症）････････････････････････････ 179
- Cas9 ･･･ 95
- ChR2（チャネルロドプシン 2）･･････････････ 135、211
- CJD（クロイツフェルト・ヤコブ病）･･････････････ 179
- DCI（ドーパミン脱炭酸酵素阻害薬）････････････ 157
- DMN（デフォルトモードネットワーク）････････････ 122
- DQN（Deep Q-Network）･･････････････････････ 203
- ELIZA 効果･････････････････････････････････････ 198
- ES 細胞 ･･･ 195
- F5 野 ･･ 115
- fMRI（機能的磁気共鳴画像法）･････ 18、136、175、184、186、211
- GABA（γ-アミノ酪酸）････････････････････ 70、96、155
- GDF11（Growth Differentiation Factor 11）･････ 192
- GFP（緑色蛍光タンパク質）･････････････ 22、26、29
- iPS 細胞 ･･･ 195
- LD（学習障害）･････････････････････････････････ 174
- MRA（磁気共鳴血管造影法）････････････････････ 16
- MRI（磁気共鳴画像法）･････････ 10、12、14、16、18、20、41、211
- NeuN ･･･ 29
- NIRS（近赤外光脳機能画像法）･･･････････ 191、211
- PET（陽電子放射断層撮影法）･････････ 12、20、211
- PTSD（心的外傷後ストレス障害）･････････････････ 168
- SSRI（選択的セロトニン再取り込み阻害薬）･･････ 161
- STED 顕微鏡 ･････････････････････････････････････ 34
- STED 光 ･･･ 35
- SyNAPSE チップ ･･････････････････････････････ 200
- TGF-β（トランスフォーミング増殖因子ベータ）･･･ 143
- VP 核 ･･･ 83
- WMN（ワーキングメモリネットワーク）････････････ 122
- X 線 CT（X 線コンピュータ断層撮影法）･･･ 12、18、20
- βアミロイド ･････････････････････････････････････ 152
- βエンドルフィン ･･･････････････････････････････ 70
- γ-アミノ酪酸（GABA）･････････････････ 70、96、155

あ

- アストロサイト（星状膠細胞）･･････････ 26、40、72
- アセチルカルニチン ･･････････････････････････ 143
- アセチルコリン ･･･････････････････････････････ 70
- アセチルコリン受容体（AChR）･･････････････････ 90
- 圧覚 ･･･ 82
- アテローム血栓性脳梗塞 ････････････････････ 151
- アドレナリン ･････････････････････････････････ 52
- アブミ骨 ････････････････････････････････････ 76
- アポリポタンパク E4 ･････････････････････････ 100
- 甘味 ･･･････････････････････････････････････ 80

- アミノ酸･･･････････････････････････････････ 70、80
- アメリカ同時多発テロ事件 ･････････････････ 168
- アリストテレス ･･････････････････････････････ 206
- アルコール依存症 ･････････････････････ 162、180
- アルツハイマー病 ･････････････ 20、100、152、179
- アルファ波（α波）･･･････････････････････ 101、116
- 安静時ネットワーク ･･････････････････････････ 122
- アンドロゲン ･････････････････････････ 93、98、127
- アンフェタミン ･････････････････････････････ 130
- イオン ･････････････････････････････････････ 90
- 池谷脳創発プロジェクト ･･･････････････････ 212
- 意識 ･･････････････････････ 38、58、70、118、120、189
- 依存症 ････････････････････････････････ 129、180
- 依存性物質 ･･････････････････････････････ 130
- 一次運動野 ･････････････････････････ 54、84、190
- 一次視覚野 ･････････････････････････ 55、75、213
- 一次体性感覚野 ･････････････････････････ 55、82
- 一次聴覚野 ･････････････････････････ 55、77、137
- 一次味覚野 ･･････････････････････････････ 81
- 一卵性双生児 ･･････････････････････････ 173、182
- 遺伝性 CJD ･･･････････････････････････････ 179
- イマジネーション障害 ･･･････････････････ 170
- 意味記憶 ･････････････････････････････････ 88
- ウイリス動脈輪 ･･････････････････････････ 16
- ウイルス性髄膜炎（無菌性髄膜炎）････････ 177
- ヴェサリウス ････････････････････････････ 207
- ウェルニッケ失語症 ･････････････････････ 87
- ウェルニッケ野 ･･･････････････ 55、86、140、209
- うつ病･･･････････････ 99、160、162、167、199、214
- うま味 ･････････････････････････････････ 80
- 運動性言語野 ･･･････････････････････ 86、209
- 運動前野 ･････････････････････････････ 54、84
- 運動中枢 ･････････････････････････････ 151
- 運動野 ･････････････････ 46、54、84、86、140、190
- 運動ループ ･･･････････････････････････ 121
- 運動連合野 ･････････････････････ 54、87、88
- 鋭波 ･･･････････････････････････････････ 154
- エストロゲン ･････････････････････････ 98
- エドヴァルド・ムンク ･･････････････････ 158
- エピソード記憶 ････････････････････････ 88
- 延髄 ･･･････････････････ 50、57、64、81、82、84
- 延髄錐体 ･･･････････････････････････ 84
- 塩素イオン ･･･････････････････････････ 90
- 黄胆汁 ･････････････････････････････ 207
- オキーフ ･･･････････････････････････ 44
- オキシトシン ･･･････････････････････ 70
- オリゴデンドロサイト（希突起膠細胞）･･ 72
- オレキシン ･････････････････････････ 164
- 温度感覚 ･･･････････････････････････ 82

か

- カール・ウェルニッケ ･･･････････････ 87、209
- 下位運動ニューロン ････････････････････ 84
- 快感回路 ･････････････････････････････ 129
- 外耳 ･･････････････････････････････････ 76
- 外耳道 ･･･････････････････････････････ 76
- 外出恐怖 ･････････････････････････････ 162
- 外側核 ････････････････････････････････ 61
- 外側溝 ････････････････････････････････ 54

外側膝状体	75
外側脊髄視床路	82
外転神経	65
海馬	26、60、70、88、104、113、117、169
外胚葉	94
海馬采	89
海馬支脚	89
海馬体	22、25、28、113
海馬傍回	89
買い物依存症	180
下丘	77
蝸牛	55、76
蝸牛神経	77
蝸牛神経核	77
拡散テンソル画像法	14
学習	62、102、104、108、138、198、202
学習障害 (LD)	174
覚醒剤	130
覚醒剤依存症	180
覚醒中枢	164
獲得性 CJD	179
角膜	74
下行性伝導路	84
下小脳脚	63
過食症 (神経性過食症)	166
下垂体後葉	71
下垂体腺腫	148
下前頭回	115
下側頭葉皮質	119
可塑性	108、213
可鍛性 (マリービリティ)	109
滑車神経	65
活動電位 (スパイク)	90、155
寡動	156
下頭頂小葉	115
カハール	209
下半月小葉	62
辛味	80
カリウムイオン	90
顆粒細胞	25、120
顆粒層	120
ガル	55、208
カルシウムイオン	68
カルシウムチャネル	68
ガルバーニ	208
ガレノス	207
がん	20、148、151
感覚細胞	74
感覚質	59
感覚野	46
眼窩前頭皮質	79
関係依存	180
感受性期	102、108
汗腺	52
感染症	178
桿体細胞	74
間代性発作	155
間脳	51、64、92
顔面神経	65
記憶	41、60、79、88、100、104、115、118、122、215
記憶痕跡	134、215
気管	52
危険ドラッグ	130
絆ホルモン	71
基礎代謝	122
偽単極性ニューロン	67
希突起膠細胞 (オリゴデンドロサイト)	72

キヌタ骨	76
機能的磁気共鳴画像法 (fMRI)	18、136、175、184、186、211
基本味	80
キム・ピーク	145
牛海綿状脳症 (BSE)	179
嗅覚	78、113、192
吸気	78
嗅球	46、78、113
球形嚢	77
嗅細胞	78
弓状束	87
嗅上皮	78
嗅神経	65、78
嗅内皮質	44
嗅内野	79
橋	50、64、77、82、92、99、141
強化学習	121、199、203
共焦点レーザー顕微鏡	30
強直性発作	155
局所症状	149
棘徐波複 (結) 合	154
棘波	154
拒食症 (神経性食欲不振症)	166
筋強剛	156
近赤外光脳機能画像法 (NIRS)	191、211
筋電義手	197
筋肉／運動感覚	82
クオリア	59
クモ膜	150、176
クモ膜下腔	150、176
クモ膜下出血	150
クラミドモナス	135
グリア細胞	26、40、48、66、72、143、148、193、194
グリコーゲン	52
グリシン	70
グルコース	49
グルココルチコイド	169
グルタミン酸	70、99、105、155、159
クレシルヴィオレット	28
クロイツフェルト・ヤコブ病 (CJD)	179
蛍光顕微鏡	22、24、26、32、35
蛍光色素	23、24
蛍光染色	26
携帯電話依存症	180
ゲーム依存症	180
結晶性知能	138
ケプラー	58
ケプラーの法則	58
幻覚	158、182
言語機能	14、54、132
言語中枢	58、151
言語野	140
幻肢	146
原始感覚系	83
幻肢痛	146
原発性脳腫瘍	148
口蓋	78
光学顕微鏡	22、24、34
交感神経系	52
抗コリン薬	157
虹彩	74
後索	82
後索核	83
後索－内側毛帯路	82
交叉支配	57
格子細胞	44
合成カンナビノイド	130

217

高速眼球運動 (Rapid Eye Movement)	116
行動依存	180
喉頭蓋	80
後頭葉	48、55、75、118、126
高度好塩菌	135
後内側腹側核	81
後脳	92
抗ヒスタミン剤	39
後腹側核	83
後部帯状回	122
後部頭頂葉	122
興奮性神経細胞	155
硬膜	176
五感	82
呼吸中枢	65
黒質	61、70、121、156、195
黒胆汁	207
鼓室	76
骨髄細胞	195
骨相学	55、208
コネクトーム	36
孤発性 CJD	179
鼓膜	76、215
コミュニケーション障害	170
固有感覚 (深部感覚)	82
コラム構造	119
コリンエステラーゼ	21
ゴルジ	209
ゴルジ細胞	120
コルチ器	76

さ

細菌性髄膜炎 (化膿性髄膜炎)	177
最高中枢	54、58、163
再生医療	193、194
細胞核	66
細胞体	25、47、66
細胞膜	90
サヴァン症候群	144
錯視	125
撮像素子	74
三叉神経	65、82
酸素	16、18、111、191
酸味	80
シータ波 (θ波)	101、116
ジェームズ・パーキンソン	156
ジェントロジー (老人学)	138
塩味	80
自我	38、58
耳介	76
紫外線	24、212
視蓋前域 (核)	75
四角小葉	62
視覚野	40、55、75、142、184
視覚連合野	55
視覚路	119
時間	41、42、100、164
耳管	76
磁気共鳴画像法 (MRI)	10、12、14、16、18、20、41、211
磁気共鳴血管造影法 (MRA)	16
識別感覚系	83
軸索	29、66、78、141
軸索小丘	66
視交叉	75
自己細胞	195
自己刺激	107、129

視索	75
視床	50、61、64、75、77、79、81、121
歯状回	22、29、89
視床下核	61
視床下部	50、64、79、113、163、164
耳小骨	76
糸状乳頭	80
茸状乳頭	80
視神経	65、74、108、119
姿勢反射障害	156
耳石器	77
失語症	87、151、178
シナプス	68、70
シナプス間隙	68、131、160、173
シナプス小胞	68、70
自閉症	97、115、122、144、170
自閉症スペクトラム障害	170
ジャコーモ・リゾラッティ	115
臭気物質	78
終脳	92
樹状突起	23、66
種の起源	208
受容器	76、78、82
受容体	68、131
視葉	46
上衣細胞	72
上オリーブ核	77
松果体	64、207
上丘	75
硝子体	74
上斜筋	65
上小脳脚	63
上側頭回	137、175
上虫部	62
衝動性	172
小脳	31、46、51、62、92、94、120
上半月小葉	62
小分子伝達物質	70
女性ホルモン	98
ジョゼフ・アルトマン	194
触覚	82
自律神経系	51、52、60、71、98、181
シルビウス溝	54、93
新型うつ病	99、160
神経栄養因子	161、194
神経科学	41、59
神経核	49、77、81
神経可塑性仮説	161
神経管	92、94
神経幹細胞	193、194
神経溝	94
神経膠腫 (グリオーマ)	148
神経細胞	66、68、90
神経鞘腫	149
神経性過食症 (過食症)	166
神経性食欲不振症 (拒食症)	166
神経節	52、77
神経接合部	67
神経線維	14、25、47、49、56、60、83、90、131
神経伝達物質	68、70、96、130、143、155、159、163
神経板	94
神経ペプチド伝達物質	70
心原性脳塞栓	151
人工知能 (AI)	198、201、202、215
人工ニューロン	201、203
侵襲型	188
神聖病論	206

振戦	156	帯状回	60
心臓神経症	162	対人関係障害	170
心臓中枢	65	体性感覚	55、82
心的外傷後ストレス障害 (PTSD)	168	体性感覚野	55、82、146
心理時間	42	体性感覚連合野	55
膵液	53	体節	94
髄芽腫	149	体内時計中枢	164
髄鞘	67、72	大脳	46、48、51、54、56、58、60、62、64、74、82、89、92、104、113、120、141、163、206、210
水晶体	74	大脳基底核	49、60、70、121、173、175
錐体外路	84	大脳脚	85
錐体細胞	74	大脳縦裂	56
錐体路	84	大脳新皮質	47、60、113
髄脳	92	大脳半球	49、51、56
髄板内核	83	大脳皮質	39、46、48、51、60、70、79、80、89、104、112、117、118、121、126、164、210
水平裂	62	大脳辺縁系	46、60、112、163
髄膜	148、176	体部位再現地図	84
髄膜炎	176	大麻	130
髄膜炎菌	177	タウ	152
髄膜腫	148	唾液腺	52
睡眠障害	164	多棘徐波複(結)合	154
睡眠中枢	164	多極性ニューロン	67
頭蓋骨	48、191、208	多棘波	154
スパイン	104	多動性	172
星状膠細胞 (アストロサイト)	26、40、72	短期記憶	88、104
精神分裂病	158	単極性ニューロン	67
性ステロイドホルモン	98	胆汁	53
性腺	99	単純ヘルペス脳炎	178
成長ホルモン	50	単小葉	62
青斑核	70、163	男性ホルモン	93、98、127
性分化	93	淡蒼球	49、61
脊髄	52、64、70、83、84、92、143	知覚性言語中枢	55
脊髄視床路	82	地磁気	212
脊髄神経	53	地磁気感覚	215
舌咽神経	65	地磁気センサー脳チップ	213
舌下神経	65	痴呆症	152
赤血球	18	チャネル	90
舌根	80	チャネルロドプシン 2 (ChR2)	135、211
摂食障害	166	注意欠陥多動性障害 (ADHD)	144、172、174
摂食中枢	98	中耳	76
舌尖	80	中小脳脚	63
舌体	80	中心溝	54、93
セロトニン	71、143、159、160、163、167	中心小葉	63
繊維束	85	中枢	54、65、81、98、112
前核	61	中枢神経系	52、84
全失語症	87	中脳	50、64、77、85、92、128
線条体	61、70、84、120、156、194	中脳蓋	64
染色体	66、174	中脳皮質系	159
前脊髄視床路	82	中脳辺縁系	159
選択的セロトニン再取り込み阻害薬 (SSRI)	161	中胚葉	94
前庭神経	76	虫部	62、149
前頭眼野	54	虫部垂	63
前頭前皮質	128、131	超音波	47、212
前頭前野	54、58、98、113	聴覚	50、54、64、76、113、189、213
前頭葉	48、54、58、115、118、126、173、181、208	聴覚連合野	55、86
前頭連合野	54、88	長期記憶	88、104
前脳	92	長期増強	120
線毛	78	長期抑圧	121
双極性ニューロン	67	陳述記憶	88
側坐核	128、130	超皮質性運動性失語症	87
側頭平面	56	超皮質性感覚性失語症	87
側頭葉	48、54、87、101、118、126	痛覚	80、82、146
側頭連合野	54	ツチ骨	76
		ディープラーニング	202
た		デイヴィッド・ヒューベル	40
ダーウィン	208	デカルト	207
胎児の黒質細胞	195		

デフォルトモードネットワーク (DMN) ･････････ 122
転移性 (二次性) 脳腫瘍 ･････････････････････ 148
てんかん ･･･････････････････ 111、149、154、211
伝導性失語症 ･･････････････････････････････ 87
頭蓋咽頭管 ･･･････････････････････････････ 149
頭蓋咽頭腫 ･･･････････････････････････････ 149
頭蓋内圧亢進症 ･･････････････････････････ 149
動眼神経 ･･････････････････････････････････ 65
瞳孔 ･･･････････････････････････････ 52、65、74
統合失調症 ･･････････････ 99、122、158、182、214
頭頂後頭溝 ･･････････････････････････････ 54、93
頭頂葉 ･･････････････････････ 48、55、101、126
頭頂連合野 ････････････････････････････････ 55
動脈 ･････････････････････････････････ 16、150
動脈瘤 ･･･････････････････････････････ 16、150
ドーパミン ････････ 70、106、121、129、130、156、159、173、194
ドーパミンアゴニスト ･･････････････････････ 157
ドーパミン小胞 ･･･････････････････････････ 131
ドーパミン神経 ･･･････････････････････････ 195
ドーパミン脱炭酸酵素阻害薬 (DCI) ･･････････ 157
毒 ･･ 80
特殊感覚 ･･････････････････････････････････ 82
登上線維 ････････････････････････････････ 120
トランスフォーミング増殖因子ベータ (TGF-β) ･･ 143
トランスポーター ･･････････････････････････ 130
トリプトファン ････････････････････････････ 71
トルステン・ウィーセル ････････････････････ 40

な

内耳 ･･････････････････････････････････ 55、76
内耳神経 ･･････････････････････････････････ 65
内臓感覚 ･･････････････････････････････････ 82
内臓痛覚 ･･････････････････････････････････ 82
内側核 ････････････････････････････････････ 61
内側前頭前野 ････････････････････････････ 122
内側毛帯 ･･････････････････････････････････ 83
内胚葉 ････････････････････････････････････ 94
内分泌系 ･･････････････････････････････････ 64
内包 ･･････････････････････････････････････ 85
ナトリウムイオン ･･･････････････････ 67、68、90
ナトリウムチャネル ････････････････････････ 66
ナルコレプシー ･･･････････････････････････ 165
軟膜 ･････････････････････････････････････ 176
苦味 ･･････････････････････････････････････ 80
ニコチン依存症 ･･･････････････････････････ 180
二次体性感覚野 ･･･････････････････････････ 82
ニッスル染色法 ････････････････････････････ 28
日本脳炎 ･････････････････････････････････ 178
乳頭 ･･････････････････････････････････････ 80
乳頭体 ････････････････････････････････ 60、98
ニューラルネットワーク ･･･････････････････ 202
ニューロエコノミクス ･････････････････････ 204
ニューロエシックス ･･･････････････････････ 204
ニューロフィードバック ･･･････････････････ 191
ニューロポリティクス ･････････････････････ 204
ニューロリハビリテーション ･･････････････ 190
ニューロン ･･････ 26、66、72、77、84、114、173、201、203、208、211、213
認知症 ････････････････････ 20、100、152、157、193
認知地図 ･･････････････････････････････････ 39
ノイマン型 ･･････････････････････････････ 200
脳回 ･･････････････････････････････････････ 48
脳下垂体 ･･････････････････････････････････ 50
脳幹 ････････････････････ 12、46、48、50、63、64、70
脳機能局在論 ･･････････････････････････ 55、58
脳弓 ･･････････････････････････････････ 60、98
脳血管障害 ･･････････････････････････････ 150
脳溝 ･････････････････････････････ 48、54、166
脳梗塞 ･････････････････････････ 13、16、151、195
脳室 ････････････････････････････ 49、100、207
脳実質 ･･････････････････････････････････ 150
脳室帯 ････････････････････････････････････ 95
脳出血 (頭蓋内出血) ････････････････････ 150
脳腫瘍 ･･･････････････････････････････ 13、148
脳神経 ･･････････････････････････ 65、108、135
脳脊髄液 ････････････････････････ 48、143、176
脳卒中 ･･････････････････････････････････ 150
脳地図 ･･･････････････････････････････ 55、210
脳動脈瘤 ･･････････････････････････････････ 16
脳内出血 ････････････････････････････････ 150
脳内麻薬 ･･････････････････････････････････ 71
脳波 ････････････････････････ 101、102、111、154、210
脳葉 ･････････････････････････････････ 54、210
脳梁 ･･････････････････････ 49、51、56、60、127
ノックアウト動物 ･･････････････････････････ 95
ノルアドレナリン ･･････････････ 52、70、160、163
ノンレム睡眠 ････････････････････････････ 116

は

パーキンソン病 ･･･ 21、84、121、156、159、179、189、194、214
バートランド・ラッセル ････････････････････ 42
胚 ･････････････････････････････････････ 92、94
背外側前頭前野 ･･････････････････････････ 122
背側視覚路 ･･････････････････････････････ 119
背側線条体 ･････････････････････････ 128、131
背内側核 ･･････････････････････････････････ 79
白質 ･･････････････････････････････････････ 49
場所細胞 ･･････････････････････････････････ 44
パターン認識アルゴリズム ････････････････ 184
発達障害 ････････････････････････････････ 144
発達性ディスレクシア (発達性読み書き障害) ･･ 175
パニック障害 ････････････････････････････ 162
パピルス ････････････････････････････････ 206
ハロロドプシン ･･･････････････････････ 135、211
半規管 ････････････････････････････････ 76、82
半側空間無視 ･････････････････････････････ 57
ハンチントン病 ･･･････････････････････････ 214
反復仮説 ･･････････････････････････････････ 92
被蓋 ･･････････････････････････････････････ 64
被殻 ･･･････････････････････････････ 49、61、194
東日本大震災 ････････････････････････････ 169
左脳 ･･･････････････････････････････ 56、126、140
光遺伝学 ･･･････････････････････････ 134、211
光の 3 原色 ････････････････････････････････ 74
鼻腔 ･･････････････････････････････････････ 78
皮質脊髄路 ････････････････････････････････ 84
尾状核 ･･･････････････････････ 49、61、70、85、121
非侵襲型 ････････････････････････････････ 188
ヒスタミン ････････････････････････････････ 71
左後頭葉外側部 ･･･････････････････････････ 86
左側頭葉下部 ･････････････････････････････ 86
非陳述記憶 ････････････････････････････････ 88
非定型うつ病 ････････････････････････････ 160
非ノイマン型 ････････････････････････････ 201
皮膚感覚 (表面感覚) ･･････････････････････ 82
ヒポクラテス ････････････････････････････ 206
非流暢性失語症 ･･･････････････････････････ 87
広場恐怖 ････････････････････････････････ 162
不安障害 ････････････････････････････････ 162
不安神経症 ･･････････････････････････････ 162
フィネアス・ゲージ ･････････････････････ 58、208
フェムト秒レーザー ････････････････････････ 32

フォルス・メモリー	110
副交感神経系	53
副神経	65
副腎髄質	52
腹側運動前野	115
腹側視覚路	119
腹側被蓋野	106、128、131
腹内側視床下部	99
物質依存	180
物理時間	42
ブドウ糖	20、49、111
プラトン	206
プリオン	179
プルキンエ細胞	31、120
ブレイン・コンピュータ・インタフェース (BCI)	189
ブレイン・マシン・インタフェース (BMI)	185、188、196、204、211
フロイト	210
ブローカ失語症	87
ブローカ野	54、58、86、140、209
ブロードマン	55、210
分化	92
分子層	120
分離脳	141
平衡感覚	77、82
平行線維	120
ベータ波 (β波)	101
ヘモグロビン	18
ベルガー	210
ヘロフィロス	207
変位型 CJD	179
辺縁帯	95
弁蓋部	115
扁桃体	60、79、81、98、112、118
片麻痺	150
片葉	63
放射性物質	20
放射線	20、148、194、215
報酬 (系)	106、121、128、199、214
縫線核	71
ポール・ブローカ	86、209
ホーン・ヤールの重症度分類	157
補足運動野	84
ホルモン	50、71、93、98、127、167、169

ま

マインドリーディング	184
麻酔	39、40、111、210
末梢神経	53、83
マトリックス細胞	94
慢性疲労症候群	142
マン・マシン・インタフェース	196
ミエリン鞘	67、72
味覚	54、80
味覚核	81
味覚嫌悪学習	81
味覚受容細胞	80
味覚野	54、80
右脳	56、126、140
ミクログリア (小膠細胞)	72、143
味細胞	80
ミトコンドリア	69
ミラーニューロン	114、211
味蕾	54、80
無動	156
名称失語症	87
迷走神経	65

メタンフェタミン	130
メチルフェニデート塩酸塩	173
毛細血管	72
妄想	99、158
網膜	55、74、124、195
網様核	61
毛様体	74
モーザー	44
モニス	210
モノアミン	160
モノアミン仮説	160
モルヒネ	71

や

山下清	145
優位半球	140
有郭乳頭	80
有芯小胞	70
有毛細胞	76
葉状乳頭	80
陽電子放射断層撮影法 (PET)	12、20、211
予期不安	162
抑制性神経細胞	155

ら

ラクナ梗塞	151
らせん神経節	77
ラマチャンドラン	146
ラマヌジャン	145
卵形嚢	77
ランナーズハイ	71、129
ランビエ絞輪	67、72
流暢性失語症	87
流動性知能	138
量子コンピュータ	201
菱脳	92
緑色蛍光タンパク質 (GFP)	22、26、29
臨界期	108
リンパ液	76
涙腺	53
励起光	24、35
レオナルド・ダ・ヴィンチ	207
レセプター	68
レボドパ	157、159
レム睡眠	116
連合野	46、87、88、113
老人斑	152
ローランド裂	55
ローレンツ	102
ローレンツ刷り込み	102、108
ロボット	189、198、201、202、211
ロボトミー (大脳葉切除術)	210

わ

ワーキングメモリ	88、173
ワーキングメモリネットワーク (WMN)	122
ワイルダー・ペンフィールド	55、84、211

参考文献

- 『カンデル神経科学』Eric R. Kandel／James H. Schwartz／Thomas M. Jessell／Steven A. Siegelbaum／A. J. Hudspeth 著、金澤一郎／宮下保司 日本語版監修（メディカル・サイエンス・インターナショナル）
- 『ベアー　コノーズ　パラディーソ　神経科学　脳の探求』M.F. ベアー／B.W. コノーズ／M.A. パラディーソ著、加藤宏司／後藤薫／藤井聡／山崎良彦 監訳（西村書店）
- 『ブレインブック　みえる脳』養老孟司 監訳（南江堂）
- 『脳単　語源から覚える解剖学英単語集（脳・神経編）』原島広至著、河合良訓監修（NTS）
- 『進化しすぎた脳』池谷裕二著（朝日出版社／講談社）
- 『単純な脳、複雑な「私」』池谷裕二著（講談社）
- 『ヴィジュアル版　脳の歴史　脳はどのように視覚化されてきたか』カール シューノーヴァー著、松浦俊輔訳（河出書房新社）
- 『史上最強カラー図解 プロが教える脳のすべてがわかる本』岩田誠監修（ナツメ社）
- 『よくわかる脳のしくみ』福永篤志監修（ナツメ社）
- 『ナショナルジオグラフィック日本版　2014年2月号』（日経ナショナル ジオグラフィック社）
- 『Newton ムック　ここまで解明された　脳と心のしくみ』（ニュートン　プレス）
- 『Newton 別冊「心」はどこにあるのか 脳と心 脳の最新科学，そして心との関係』（ニュートンプレス）
- 『人体スペシャル 脳の地図帳』原一之著（講談社）
- 『ぜんぶわかる 人体解剖図』坂井建雄・橋本尚詞著（成美堂出版）
- 『ぜんぶわかる 脳の事典』坂井建雄・久光正監修（成美堂出版）
- 『脳のしくみがわかる本』寺沢宏次監修（成美堂出版）
- 『からだの事典』田沼久美子・益田律子・三枝英人監修（成美堂出版）
- 『徹底図解 脳のしくみ』中村克樹監修（新星出版社）
- 『脳卒中データバンク 2015』小林祥泰 編集（中山書店）
- 『やさしいてんかんの本』（保健同人社）
- 『快感回路　なぜ気持ちいいのか　なぜやめられないのか』デイヴィッド・J・リンデン著、岩坂彰 訳（河出書房新書）
- 『脳の中身が見えてきた（岩波 科学ライブラリー）』甘利俊一、利根川進、伊藤正男著（岩波書店）
- 『つぎはぎだらけの脳と心─脳の進化は、いかに愛、記憶、夢、神をもたらしたのか？』デイビッド・J・リンデン著、夏目大 訳（インターシフト）
- 『脳科学者たちが読み解く　脳のしくみ』シャノン・モフェット著，藤井留美訳（日経BP社）
- 『マンガ脳科学入門─心はどこにある？（ブルーバックス）』（講談社）

参考ホームページ

- 国立循環器病研究センター
  http://www.ncvc.go.jp/
- 国立研究開発法人 放射線医学総合研究所
  http://www.nirs.go.jp/
- 理化学研究所
  http://www.riken.jp/
- RIKEN Brain Science Institute
  http://www.brain.riken.jp/
- 国立感染症研究所
  http://www.nih.go.jp/niid/ja/
- 生理学研究所
  http://www.nips.ac.jp/
- 国立精神・神経医療研究センター
  http://www.ncnp.go.jp/
- 科学技術振興機構
  http://www.jst.go.jp/
- 産業技術総合研究所
  http://www.aist.go.jp/
- 新エネルギー・産業技術総合開発機構
  http://www.nedo.go.jp/
- 東京大学大学院薬学系研究科
  http://www.yakusaku.jp/
- 東京大学大学院医学系研究科
  http://www.bm2.m.u-tokyo.ac.jp/
- 東京大学 高齢社会総合研究機構
  http://www.iog.u-tokyo.ac.jp/
- 厚生労働省
  http://www.mhlw.go.jp/
- 総務省
  http://www.soumu.go.jp/
- 文部科学省 脳科学研究戦略推進プログラム
  http://www.nips.ac.jp/srpbs/
- 名古屋大学 脳とこころの研究センター
  http://www.med.nagoya-u.ac.jp/noutokokoro/
- 大阪医科大学 脳神経外科
  http://www.osaka-med.ac.jp/deps/neu/kowakunai/
- 日経サイエンス
  http://www.nikkei-science.com/
- PNAS
  http://www.pnas.org/
- Cell Press
  http://www.cell.com/
- The Journal of Neuroscience
  http://www.jneurosci.org/
- nature.com
  http://www.nature.com/
- 47NEWS
  http://www.47news.jp/
- AFP BroadBand News
  http://www.afpbb.com/
- ナショナルジオグラフィック日本版
  http://natgeo.nikkeibp.co.jp/
- Interdisciplinary Institute for Neuroscience
  http://www.iins.u-bordeaux.fr/research-teams-valentin-nagerl?lang=en
- Optimedia
  http://optipedia.info/
- JT 生命誌研究館
  http://www.brh.co.jp/
- 日本神経回路学会
  http://www.jnns.org/
- 疲労の科学
  http://www.hirou.jp/
- ATR 脳情報通信総合研究所
  http://www.cns.atr.jp/dni/
- NHK 福祉ポータル ハートネット
  http://www.nhk.or.jp/heart-net/tv/
- Neuroinfo Japan 脳神経外科疾患情報ページ
  http://square.umin.ac.jp/neuroinf/
- オットーボック・ジャパン
  http://www.ottobock.co.jp/
- IBM
  http://www.ibm.com/jp/ja/
- NTT コムウェア
  http://www.nttcom.co.jp/
- シグマ アルドリッチ ジャパン
  http://www.sigmaaldrich.com/japan.html/
- バイオイメージング（オリンパス）
  http://bioimaging.jp/
- 日本てんかん協会
  http://www.jea-net.jp/index.html
- パーキンソン.jp
  http://www.parkinson.jp/index.html
- 標準医療情報センター
  http://www.ebm.jp/

監修者略歴

池谷裕二（いけがや・ゆうじ）

1970年生まれ。1998年、東京大学・大学院薬学系研究科にて薬学博士号取得。2002〜2005年、米・コロンビア大学・生物科学講座・客員研究員。2014年より東京大学 大学院薬学系研究科 薬品作用学教室 教授。
研究テーマは「脳の可塑性（かそせい）の探求」で、脳がいつ・どこで・どのように脳自身を変化させるのかを調べている。研究活動に軸足を置きながら、脳研究のおもしろさを広く伝える一般書も手がける。
主な著書に『進化しすぎた脳　中高生と語る「大脳生理学」の最前線』『海馬　脳は疲れない』（ともに朝日出版社）などがある。

お問い合わせ

本書に関するお問い合わせは、書名と発行年月を明記の上、下記宛先まで書面かFAXにてお願いいたします。なお、本書の範囲をこえるご質問にはお答えできませんので、あらかじめご了承ください。

〒110-0016
東京都台東区台東2丁目24番10号
株式会社新星出版社 読者質問係
FAX：03-3831-0758

落丁・乱丁のあった場合は、送料当社負担でお取替えいたします。当社営業部宛にお送りください。
本書の複写、複製を希望される場合は、そのつど事前に、出版者著作権管理機構（電話：03-5244-5088、FAX：03-5244-5089、e-mail：info@jcopy.or.jp）の許諾を得てください。
JCOPY ＜出版者著作権管理機構 委託出版物＞

【大人のための図鑑】
脳と心のしくみ

2023年3月25日　発行

監修者　池谷裕二
発行者　富永靖弘
印刷所　誠宏印刷株式会社
発行所　東京都台東区台東2丁目24　株式会社新星出版社
〒110-0016 ☎03(3831)0743

© SHINSEI Publishing Co., Ltd.　Printed in Japan

ISBN978-4-405-10804-2